Dr. med. Matthias Pothmann

Hüftdysplasie
und Morbus Perthes

Leitfaden für Eltern, Betroffene, Physiotherapeuten
und Ärzte

50 Einzelabbildungen
5. überarbeitete und erweiterte Auflage

Mit einem Geleitwort von
Professor Dr. med. Bernd-Dietrich Katthagen

Unter Mitarbeit von
Klaus Kalchschmidt, Dr. med. Klaus-Jürgen Storch
und Dr. med. Wolfgang Cordier

Dr. med. Matthias Pothmann
Westfälisches Gelenk- und Endoprothesenzentrum
Klinik für Orthopädie
Evangelisches Krankenhaus Unna
Holbeinstrasse 10
D-59423 Unna

1. Auflage 1999
2. Auflage 2002
3. Auflage 2005
4. Auflage 2015
5. Auflage 2020

Die Deutsche Bibliothek - CIP-Einheitsaufnahme

Pothmann, Matthias:
Hüftdysplasie : Leitfaden für Eltern, Betroffene,
Physiotherapeuten und Ärzte / M. Pothmann. – 5. überarb. Aufl. – 2020
ISBN: 9783751935111

Herstellung und Verlag: BoD – Books on Demand, Norderstedt

Die medizinische Forschung und Wissenschaft befinden sich in ständiger Weiterentwicklung. Neue Erkenntnisse und klinische Erfahrungen führen zu einer laufenden Erweiterung des Wis-sens und somit auch zu einer Änderung von Behandlungsmethoden und medikamentösen The-rapien. Der vorliegende Leitfaden wurde mit größter Sorgfalt und Mühe verfasst. Eine Haftung für die Gültigkeit des geschriebenen kann dennoch von Autoren und Verlag nicht übernommen werden. Soweit in diesem Buch Empfehlungen zur Einnahme von Medikamenten, Do-sierungen oder Applikationsformen gegeben werden, ist der Leser dazu verpflichtet die Me-dikamentenbeipackzettel sorgfältig zu lesen und die Empfehlungen über Dosierungen, Neben-wirkungen und Gegenanzeichen zu beachten. In Zweifelsfällen, auch zu Behandlungsempfeh-lungen, sollte ein Arzt oder Apotheker konsultiert werden.

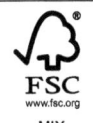

...für Isabell, Elena, Sofia und Lotta

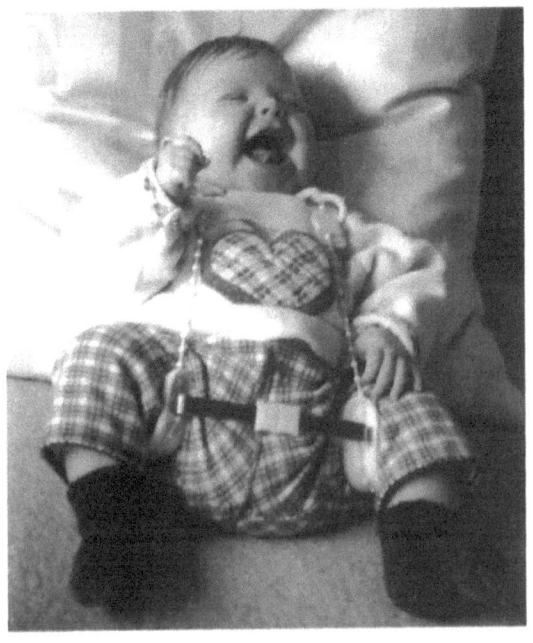

Elena (3 Monate) hatte viel Spaß, trotz Hüft-Beugeschiene!

Geleitwort

Patienten und ihre Angehörigen wollen heute über die Art vorliegender Erkrankungen, Bedeutung und Prognose für das weitere Leben und über die verschiedenen Behandlungsmöglichkeiten mit Risiken und Nachbehandlung möglichst genau Bescheid wissen, und das ist auch gut so. Je besser die Kenntnisse sind, desto eher können die Auswirkungen einer Krankheit auf die weitere Lebensgestaltung abgeschätzt und bei der Planung und Durchführung einer Therapie, möglicherweise operativen Behandlung, Chancen und Risiken abgewogen werden. Je besser die Patienten und ihre Angehörigen informiert werden, desto höher ist auch die Akzeptanz und desto besser ist die Zusammenarbeit zwischen Arzt und Patient bei der Therapie. Dies ist besonders wichtig bei chronischen Krankheiten, wie der Hüftdysplasie, die Auswirkungen auf das ganze weitere Leben, insbesondere die Aktivitäten in Freizeit und Beruf haben.

Diese Erkrankung ist eine der häufigsten Ursachen der Entwicklung eines Hüftgelenkverschleißes, der Coxarthrose. Die Hüftdysplasie ist heute und schon seit mehreren Jahrzehnten eines der Spezialgebiete in der orthopädischen Klinik der Städtischen Kliniken Dortmund. Dies betrifft sowohl die Früherkennung und Frühbehandlung der Erkrankung im Säuglingsalter, wie die weitere Behandlung im Kindes- und jungen Erwachsenenalter, bis schließlich zur operativen Versorgung mit künstlichen Hüftgelenken. Daher kann sich der Autor auf einen umfangreichen Erfahrungsschatz der Klinik und mehrjährige eigene Erfahrungen stützen.

Mit dem vorliegenden Leitfaden hat Dr. Pothmann eine gründliche und verständliche Informationsschrift zusammengestellt, die von der Entstehung der Hüftdysplasie über Anatomie und Entwicklung des Hüftgelenkes die Untersuchungsmethoden erläutert. Schließlich werden besonders eingehend nicht-operative und operative Behandlungsverfahren im Säuglings- und Kindesalter sowie im Erwachsenenalter dargestellt. Dabei wird besonderer Wert auch auf die Nachbehandlung gelegt. So ausführlich die ärztliche Aufklärung im Gespräch auch sein mag, bleiben oft gerade bei Eltern und Betroffenen doch viele Fragen und der Wunsch, sich eingehender zu informieren. Ich bin davon überzeugt, dass dieser Leitfaden dem Informationsbedürfnis gebührend Rechnung trägt und wünsche dem Buch eine weite Verbreitung, nicht zuletzt zum Wohle unserer Patientinnen und Patienten.

Prof. Dr. med. B. D. Katthagen
Em. Direktor der Orthopädischen Klinik
des Klinikums Dortmund

Vorwort

Bei der Hüftdysplasie handelt es sich um die häufigste angeborene Skelettentwicklungsstörung des Menschen. In Deutschland kommen jedes Jahr etwa 2% bis 5% der Babys mit einer angeborenen Hüftdysplasie zur Welt. Die Auswirkungen dieser Erkrankung können das gesamte Leben betroffener Kinder und ihrer Eltern erheblich beeinflussen.

Seit Anfang der 80er Jahre besteht die Möglichkeit, die Hüftdysplasie mit Hilfe einer ungefährlichen Ultraschalluntersuchung bereits in den ersten Lebenstagen sehr sicher nachzuweisen. Diese Ultraschalluntersuchung der Hüftgelenke hat sich so sehr bewährt, dass sie in die gesetzliche Vorsorgeuntersuchung U3 (4. bis 6. Woche nach der Geburt) aufgenommen worden ist. Bei einer frühzeitig erkannten Hüftdysplasie bestehen sehr große Heilungschancen. Durch eine gezielte und konsequente Behandlung können sich meist gesunde Hüftgelenke ausbilden und somit später eventuell notwendige große Operation oder ein Hüfthinken vermieden werden.

Dieses Buch wurde vorwiegend für Patienten mit einer Hüftdysplasie, bzw. Eltern, deren Kinder daran erkrankt sind, geschrieben. In allgemein verständlicher Weise wird mit Hilfe zahlreicher Abbildungen die Anatomie, Entwicklung und das Wachstum des Hüftgelenkes erläutert. Besonderer Wert wurde auf die anschauliche Erläuterung der Hüft-Ultraschalluntersuchung gelegt. Verschiedene weitere Verfahren zur Diagnosefindung werden aufgezeigt und aktuelle nicht-operative und operative Behandlungsmethoden, insbesondere der Pfannendachplastik und Dreifach-Beckenosteotomie ausführlich dargestellt und erläutert.

Gerade als betroffener Vater einer an Hüftdysplasie erkrankten Tochter machte mir die positive Resonanz von ebenfalls Betroffenen Eltern auf dieses Buch viel Freude. Um die Gesamtheit der operativen Behandlungsmöglichkeiten aufzuzeigen erschien es mir notwendig das Buch um ein Kapitel zur Hüftendoprothetik bei Hüftdysplasie und meine persönlichen Ergebnisse nach der 3-fachen Beckenosteotomie zu erweitern. Ergänzt wurde die 5. Auflage um das Kapitel über Morbus Perthes.

Dortmund, im März 1999 und
Bottrop, im April 2002 und 2005
Unna, im Mai 2015 und März 2020   Dr. med. Matthias Pothmann

Danksagung

Den überwiegenden Anteil meines Wissens um die Hüftdysplasie, insbesondere um die Tripleosteotomie, verdanke ich dem langjährigen leitenden Oberarzt der Orthopädischen Klinik des Klinikums Dortmund und Mitentwickler dieser Operation, Herrn Klaus Kalchschmidt. Ihm gilt dafür mein ganz besonderer Dank.

Danken möchte ich Herrn Professor Dr. med. B.-D. Katthagen, emer. Direktor der Orthopädischen Klinik des Klinikums Dortmund, für seine umfassende Hilfe und die freundlichen Geleitworte zu diesem Buch.

Herrn Dr. med. Klaus-Jürgen Storch und Herrn Dr. med. Wolfgang Cordier danke ich sehr für die sorgfältige Durchsicht und die wertvollen Tipps bei der Erstellung dieses Buches.
Mein Dank gilt Herrn Privat-Dozent Dr. med. J. Zander, Direktor der Abteilung für Anästhesiologie, Klinikum Dortmund, für die kritische Durchsicht des Kapitels zur Narkose.

Für die Überarbeitung der Tabelle zur sonographischen Hüfttypeneinteilung bedanke ich mich bei Herrn Univ. Prof. Dr. R. Graf aus Österreich, dem Begründer und „Vater der Hüftsonographie".

Ich danke meiner Familie und meinen Freunden für die stets hilfreiche Unterstützung sowie das zeitraubende Korrekturlesen.
Zum Schluss möchte ich mich ganz besonders herzlich bei meiner Ehefrau für ihre Hilfe und das aufgebrachte Verständnis um die vielen Wochenenden und Abende, die ich zur Erstellung dieses Buches am Computer verbracht habe, bedanken. Ihr und auch meiner Tochter Elena danke ich ebenso sehr bei der Hilfe zur Fertigstellung der neuen Auflage dieses Buches.

Inhalt   Seite

Inhalt   Seite

Was bedeutet Hüftdysplasie?

Bei der Hüftdysplasie liegt eine angeborene oder teilweise auch erworbene Wachstumsstörung im Bereich der Hüftgelenkspfanne vor. Die Hüftgelenkspfanne ist häufig zu klein und zu steil angelegt, so daß der Hüftgelenkskopf, vor allem seitlich und vorne, von der Pfanne nicht genug überdacht wird. Folge dieser Fehlentwicklung kann eine Hüftverrenkung (Hüftluxation) sein, indem der Hüftkopf seitlich nach oben/hinten aus der zu kleinen Hüftgelenkspfanne herauswandert. Eine Spätfolge der zu geringen Hüftkopfüberdachung ist der frühzeitige schmerzhafte Hüftgelenksverschleiß (Dysplasie-Coxarthrose).

1. Entstehung der Hüftdysplasie

1.1 Häufigkeit der Hüftdysplasie

Die angeborene Hüftdysplasie ist weltweit verbreitet, tritt jedoch je nach geografischer Region mit unterschiedlicher Häufigkeit auf. In Europa gibt es Bereiche (z.B. die Tschechei), in denen die Hüftdysplasie überdurchschnittlich häufig diagnostiziert wird. Selbst in Deutschland kennen wir Regionen (z.B. das Tecklenburger Land, Landkreise in Sachsen-Anhalt und im Emsland), in denen die Erkrankung häufiger auftritt. In Deutschland beträgt die Hüftdysplasie-Rate der Neugeborenen je nach Region 2% bis 5%, d.h., daß durchschnittlich etwa 30.000 Hüftdysplasien bei Neurgeborenen jedes Jahr diagnostiziert werden. Der Anteil der Hüftgelenksverrenkungen (Hüftluxationen) ist deutlich geringer. Bei jedem 10. bis 18. Kind, bei dem eine Hüftdysplasie diagnostiziert wird, liegt eine Hüftgelenksverrenkung vor. Die Hüftdysplasie tritt bei Mädchen etwa 5-mal bis 7-mal häufiger auf als bei Jungen. Statistische Untersuchungen zeigen, daß das linke Hüftgelenk etwas häufiger betroffen ist als das rechte. Die Ursache dieser Seitendifferenz ist die Lage des Ungeborenen in der Gebärmutter. Nicht selten sind beide Gelenke erkrankt.

1.2 Ist Hüftdysplasie vererbbar?

Wir beobachten, daß die Hüftdysplasie in manchen Familien gehäuft vorkommt. Nicht selten liegt eine Hüftgelenksdysplasie bei Geschwistern, einem Eltern- oder einem Großelternteil von betroffenen Kindern vor. Die mögliche Vererbbarkeit der Erkrankung erklärt das gehäufte Auftreten in manchen Regionen Deutschlands. Ist es bekannt, daß in einer Familie die Hüftdysplasie häufiger vorkommt, so sollte nach der Geburt eines Kindes unbedingt eine frühzeitige und sorgfältige Ultraschalluntersuchung und Tastuntersuchung der Hüftgelenke durchgeführt werden, so daß eine eventuelle notwendige Therapie unmittelbar eingeleitet werden kann.

1.3 Andere Ursachen der Hüftdysplasie-Entstehung

Neben vererbbaren können auch mechanische Faktoren zur Entstehung der Hüftgelenksdysplasie führen. Vor der Geburt, vor allem in den letzten 12 Schwangerschaftswochen, wird es für das Ungeborene in der Gebärmutter sehr eng. Gegen Ende der Schwangerschaft ist die Beweglichkeit aller Gelenke des Ungeborenen, besonders der Hüftgelenke, deutlich eingeschränkt und die Hüftköpfe können durch übermäßigen Druck auf den Hüftpfannenrand zu einer Wachstumsstörung in diesem Bereich führen. Auch bei Schwangeren, die zu wenig Fruchtwasser in ihrer Fruchtblase haben, kommt es häufiger, aufgrund der relativen Enge, zu einer Hüftdysplasie des Kindes. Weiterhin beobachten wir, daß die Hüftgelenksdysplasie bei Beckenendlagen, bei Erstgeborenen und auch bei Mehrlingsgeburten etwas häufiger auftreten.

Auch eine Beeinflussung der Hüftentwicklung durch mütterliche Hormone, die während der Schwangerschaft in den Kreislauf des Ungeborenen übertreten, werden als Auslöser angenommen. Die überwiegende Ursache der Hüftgelenksdysplasie ist jedoch das Zusammenwirken mehrerer der o.g. Faktoren. Man nennt dieses multifaktorielle Ursache.

Die Hüftdysplasie/Hüftluxation tritt auch begleitend bei zahlreichen Grunder-krankungen auf - beispielsweise bei Neugeborenen mit offenem Rückenmarkka-nal (Spina bifida), als Folgeschaden bei Kindern mit frühkindlichem Hirnscha-den (Zerebralparese), seltenen Erkrankungen des Muskel- und Nervensystems und bei manchen genetischen Erkrankungen.

Nach der Geburt kann sich die Hüftgelenkssituation durch verschiedene äußere Bedingungen noch verschlechtern. Mit der Geburt ist das Hüftgelenk noch nicht vollständig entwickelt. Da auch nach der Geburt das weitere Wachstum der Pfanne im Vergleich zum Körper zurückbleiben kann, ist es möglich, daß sich auch eine Hüftdysplasie in den ersten Monaten nach der Geburt verschlimmern kann.

Neugeborene halten in den ersten 6 Monaten die Beinchen vermehrt angezogen und im Hüftgelenk gebeugt. Diese Stellung begünstigt die weitere Reifung der Hüftgelenke. Werden die Neugeborenen beispielsweise sehr frühzeitig und über-wiegend in die Bauchlage gelegt, so werden die Beinchen in den Hüftgelenken gestreckt und die Nachreifung der Hüftpfannen kann somit ungünstig beeinflußt werden. Eine alleinige frühzeitige Bauchlagerung der Neugeborenen kann sich daher auf die Hüftgelenke ungünstig auswirken. Einige nordamerikanische Indi-anerstämme wickelten ihre Babys traditionell mit gestreckten Beinen auf kleine Tragebretter aus Holz. Die „natürliche Hüftbeugung" der Babys wurde somit frühzeitig aufgehoben. Daraus resultierte, daß bei diesen Stämmen ein überpro-portional häufiges Auftreten der Hüftdysplasie festgestellt werden mußte. Brei-tes Wickeln oder Tragen der Säuglinge auf dem Bauch in Tragetüchern, wie die-ses beispielsweise bei den Indios in Südamerika üblich ist, führt dazu, daß sich unter dieser Hüftbeuge- und Abspreitzstellung beide Hüftgelenke regelrecht ent-wickeln und eine Hüftdysplasie bei diesen Völkergruppen praktisch nicht vor-kommt.

2. Anatomie des Hüftgelenkes

Um die nachfolgenden Kapitel besser verstehen zu können, bedarf es einer kurzen Erklärung und Darstellung der anatomischen Strukturen des Hüftgelenkes.

Das Hüftgelenk besteht aus der Hüftpfanne und dem Hüftkopf. Es ist von Weichteilgewebe wie Kapseln, Bändern und Muskeln umgeben. Es ist in etwa als Kugelgelenk (Nußgelenk) zu verstehen. Der Hüftkopf, der beim Erwachsenen etwa der Größe einer mittelgroßen Tomate entspricht, wird von der Hüftpfanne um etwas mehr als die Hälfte überdacht und umfaßt.

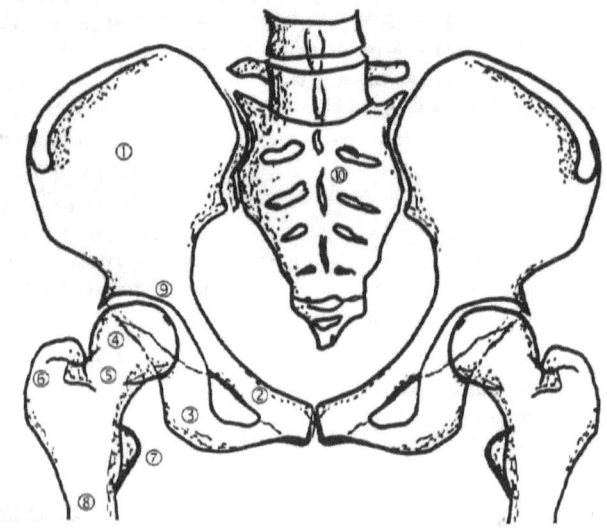

Abb. 1: Die Becken-/Hüftregion als Röntgenbild. (1) Darmbein (Os ilium), (2) Schambein (Os pubicum), (3) Sitzbein (Os ischium), (4) Hüftkopf (Caput femoris), (5) Oberschenkelhals, (6) Großer Rollhügel (Trochanter major), (7) Kleiner Rollhügel (Trochanter minor), (8) Oberschenkelschaft (Femur), (9) Hüftpfanne (Acetabulum), (10) Kreuzbein (Os sacrum)

2.1 Der Hüftkopf und Oberschenkel

Der Hüftkopf ist, wie auch die Hüftpfanne, von einer dicken Knorpelschicht überzogen, die sich im Röntgenbild nicht direkt darstellen läßt. Durch den Zwischenraum zwischen knöchernem Gelenkkopf und knöcherner Hüftpfanne läßt sich die Höhe des gesamten Gelenkknorpels von Pfanne und Kopf im Röntgenbild indirekt bestimmen (s. Hüftgelenksspalt Abb. 1). Zwischen Hüftkopf und Hüftpfanne befindet sich im Gelenkspalt die „Gelenkschmiere" (Synovialflüssigkeit), eine Gleitflüssigkeit, die auch zur Ernährung des Gelenkknorpels beiträgt. In der Hauptbelastungszone des Hüftgelenkes ist der Gelenkknorpel am dicksten. Der Hüftkopf/Oberschenkelhalsbereich sitzt ähnlich wie ein Krückstock in einem bestimmten Winkel zum Oberschenkelschaft. Dieser Winkel (CCD-Winkel - steht für Centrum-Collum-Diaphysenwinkel) beträgt zwischen Halslängsachse und Schaftlängsachse beim Erwachsenen etwa 125° bis 130°.

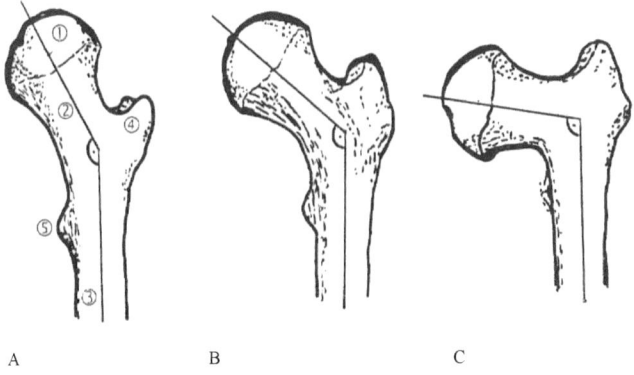

A   B   C

Abb. 2: Unterschiedliche CCD-Winkel. A: Steilstehender Schenkelhals (Coxa valga), B: Normaler Schenkelhalswinkel (Coxa norma) und C: flacher Schenkelhalswinkel (Coxa vara). (1) Oberschenkelkopf, (2) Oberschenkelhals, (3) Oberschenkelschaft (Femur), (4) Großer Rollhügel (Trochanter major) , (5) kleiner Rollhügel (Trochanter minor).

Beim Kind ist dieser Winkel größer und mit zunehmendem Lebensalter nimmt dieser Winkel langsam ab. Im Alter von einem Monat liegt der CCD-Winkel bei ca. 145°, im Alter von 10 Jahren bei ca. 135° und im Greisenalter bei ungefähr 120°. Zusätzlich ist der Oberschenkelhals zur Körperfront etwa um 15° bis 20° nach vorne verdreht (Antetorsion). In seltenen Fällen ist der Oberschenkelhals nicht leicht nach vorne, sondern nach hinten gedreht (krankhafte Retrotorsion). Auch aus dieser angeborenen Fehlentwicklung kann ein vorzeitiger Hüftgelenksverschleiß resultieren.

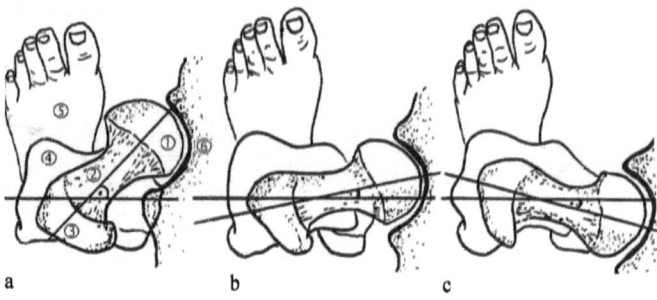

a   b   c

Abb. 3: Verdrehung des Oberschenkelhalses zur Körperfront (Antetorsion/Retrotorsion). Die Abbildung zeigt einen Blick von oben auf das horizontal angeschnittene Hüftgelenk: (1) Hüftkopf (Caput femoris), (2) Schenkelhals, (3) Großer Rollhügel (Trochanter major), (4) Kniegelenkebene, (5) Fuß, (6) Hüftpfanne. A) Erhöhte Antetorsion, B) Normale Antetorsion im Erwachsenenalter, C) Krankhafte Retrotorsion des Schenkelhalses.

Anatomisch wichtige Strukturen sind der große (Trochanter major) und der kleine Rollhügel (Trochanter minor), an denen wichtige Muskeln zur Bewegung des Oberschenkels ansetzen. Ein Teil der Anspreizmuskeln (Adduktoren) setzt am kleinen Rollhügel an und die Abspreizmuskeln (Abduktoren) setzen am großen Rollhügel an. Auch die Ein- oder Auswärtsdrehung der Beine erfolgt durch die Anspannung dieser Muskeln.

Hier ist insbesondere ein Muskel zu nennen, der großflächig von der Beckenschaufel her in den großen Rollhügel einstrahlt, der Glutaeus medius Muskel, der
ein Hüfthinken beim Gehen verhindert und das Becken im Gleichgewicht hält.
Dieser Muskel ist der wichtigste Hüftgelenkstabilisator.

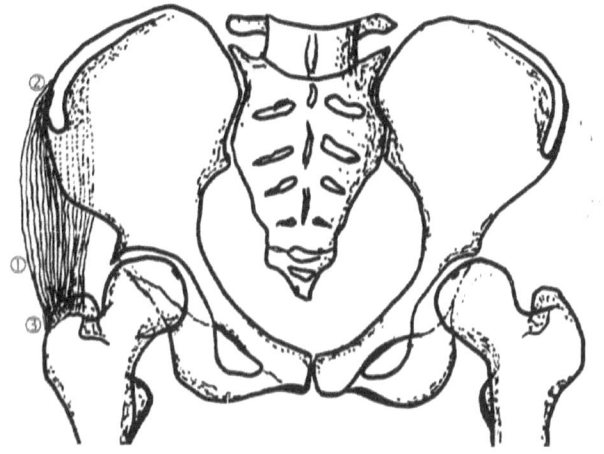

Abb. 4: Der Glutaeus medius Muskel: (1) längverlaufende Muskelfasern, (2) Ursprung an der
Außenseite des Darmbeins (Beckenschaufel), (3) Ansatz am großen Rollhügel (Trochanter
major).

Der Oberschenkelknochen besteht aus einer äußeren harten Knochenschicht
(Corticalis) und dem Knochenmark (Spongiosa). Im Kopf- und Halsbereich ist
diese Spongiosa sehr fest und weist eine besonders tragkräftige geometrische
Struktur (Druck- und Zugtrajektion), ähnlich wie das Stahlgerüst des Eiffel-
turms, auf. Diese Struktur verhindert, daß der Knochen bei den erheblichen Belastungen während des Einbeinstandes, beim Laufen oder Springen, bricht.

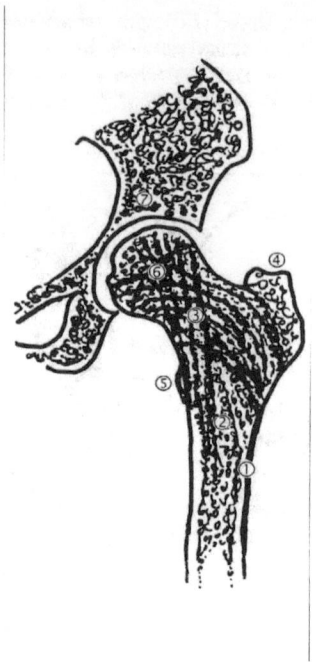

Abb. 5: Längsschnitt durch den Oberschenkelknochen und den Hüftkopf. (1) harte Knochenschicht (Corticalis), (2) Knochenmark (Spongiosa), (3) Druck- und Zugtrajektorien, (4) großer Rollhügel (Trochanter major), (5) kleiner Rollhügel (Trochanter minor), (6) Hüftkopf (Caput femoris), (7) Hüftpfanne.

Die Hebelkräfte, die beim Einbeinstand auf den Hüftkopf einwirken, betragen ungefähr das drei- bis vierfache des Körpergewichtes. Dieses liegt daran, daß erheblicher Muskelzug mehrerer Muskelgruppen notwendig ist, um das Becken nicht auf der Gegenseite absinken zu lassen, sondern in der Waage zu halten. Dieser Muskelzug erhöht den Druck auf den Hüftkopf so erheblich, daß Bei einem Erwachsenen mit beispielsweise 70 kg Körpergewicht beim Einbeinstand Belastungen am Gelenkkopf von ca. 250 kg gemessen werden können.

19

Da der Hüftkopf von der Hüftpfanne zu etwas mehr als die Hälfte überdacht wird, ist die Beweglichkeit nicht ganz so gut wie beispielsweise am Schultergelenk, an dem die Schultergelenkspfanne den Oberarmkopf nur zu einem kleinen Anteil umgreift. Das Hüftgelenk ist ein Kompromiß zwischen notwendiger Beweglichkeit zum Fortbewegen und Übernahme des durch Kopf, Arme und Rumpf bedingten großen Anteiles des Körpergewichtes. Kommt es im Rahmen der Hüftgelenksentwicklung und des Wachstums zu einem Mißverhältnis zwischen Hüftpfannen- und Kopfgröße und somit zu einer verminderten Hüftkopfüberdachung durch die Pfanne, so entsteht eine übermäßige Beanspruchung des Gelenkknorpels. Wenn die Hüftpfanne zu klein und zu steil ist, so daß sie den Hüftkopf nicht ausreichend überdacht, so resultiert daraus eine übermäßig große Belastung eines sehr kleinen Gelenkanteils.

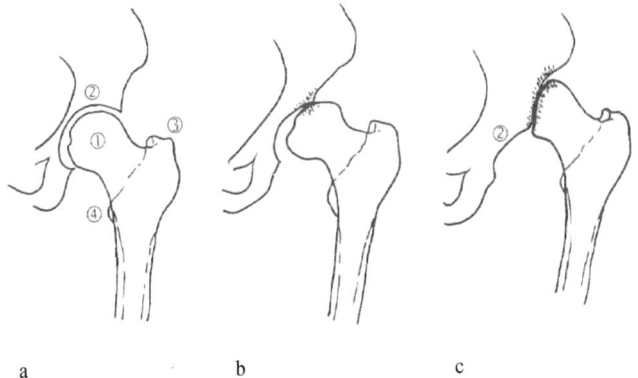

a   b   c

Abb. 6: Auswirkungen einer verminderten Hüftkopfüberdachung durch die Hüftpfanne: (1) Hüftkopf (Caput femoris), (2) Hüftpfanne, (3) Großer Rollhügel (Trochanter major), (4) Kleiner Rollhügel (Trochanter minor). A) gesundes Hüftgelenk mit regelrechter Überdachung des Hüftkopfes durch die Hüftpfanne. B) Hüftdysplasie mit nur zu 50 % überdachtem Hüftkopf durch die zu kleine und zu steilstehende Hüftgelenkspfanne und Verminderung des Gelenk-

spaltes im Hauptbelastungsbereich. C) Hüftluxation mit nach oben (cranial) aus der Hüftpfanne herausgetretenem deformierten Hüftkopf und fortgeschrittenem Gelenkverschleiß
(Dysplasie-Arthrose) mit Beinverkürzung.

Beim Erwachsenen beträgt die Kontaktfläche zwischen Hüftkopfknorpel und
Hüftpfannenknorpel ca. 15 cm². Bei der Hüftdysplasie, bei der eine verminderte
seitliche und vordere Hüftkopfüberdachung vorliegt, ist diese knorpelige Kontaktfläche deutlich vermindert. Es kommt somit zu einer extremen Überlastung
von Hüftpfannen- und Hüftkopfknorpelzellen und zu einer übermäßig hohen
Druck- und Scherbelastung pro cm² Gelenkknorpelfläche. An dem Beispiel eines
Stöckelschuhs mit spitzem Absatz in Gegensatz zu einem Turnschuh läßt sich
dieses gut verdeutlichen. Läuft ein und dieselbe Person mit Stöckelschuhen über
einen weichen Boden und nachfolgend mit Turnschuhen, so sinkt diese mit Stöckelschuhen deutlich tiefer in den Untergrund ein und hinterläßt so tiefe Abdrü-
cke. Eine ähnliche Überlastung des Knorpels besteht bei der Hüftdysplasie. Besonders ungünstige Voraussetzungen bestehen, wenn bei einem Menschen neben
einer Hüftdysplasie Übergewicht vorliegt.

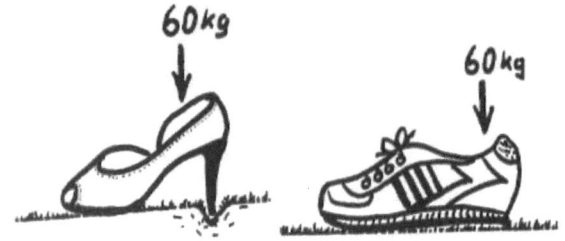

Abb. 7: Beispiel zum Anstieg der Druckbelastung bei Reduzierung der Fläche

Da die Hüftgelenkspfanne den Hüftkopf um etwas mehr als die Hälfte umfaßt,
wird der Hüftgelenkskopf beim Laufen oder Gehen ohne hin- und herzuschlagen
in der Pfanne geführt. Ist der Hüftkopf zur Seite (lateral) und nach vorne (ventral)
zu wenig überdacht, wie bei der Hüftdysplasie, so neigt der Hüftkopf bei jedem
Schritt dazu, zur Seite und nach vorne herauszurutschen.

Um den Hüftkopf in der Hüftpfanne zu halten, werden große Belastungsansprüche an die hüftgelenksumfassende Muskulatur und an den Hüftgelenkskapsel-Bandapparat gestellt.

Besonders bei längerem Laufen in unebenem Gelände oder häufiges und abruptes Richtungswechseln wie bei manchen Sportarten, kann zu einer Reizung des Kapselbandapparates und somit zu einer Überlastung führen. Auch die hüftumfassende Muskulatur wird verstärkt zur Hüftgelenksstabilisierung beansprucht, so daß daraus eine schnellere Ermüdung und Schwäche der Muskulatur resultieren kann.

Die verstärkte Belastung des Kapselbandapparates äußert sich beim Jugendlichen und Erwachsenen durch Schmerzen, die häufig im Leistenbereich oder im Bereich des großen Rollhügels angegeben werden. Nicht selten macht sich eine noch nicht erkannte Hüftdysplasie durch diese Schmerzen erstmals im Jugendlichenalter oder im jungen Erwachsenenalter bemerkbar.

2.2 Die Gelenkpfanne

Die Gelenkpfanne wird jeweils zu ca. 1/3 aus dem großen Darmbein, dem Schambein und dem Sitzbein gebildet. Die Hüftpfanne wird zunächst knorpelig angelegt und verknöchert mit zunehmendem Alter. Bis zum Wachstumsabschluß wächst die Hüftgelenkspfanne im Pfannenrandbereich (Erkerregion) und in den Übergangsbereichen der drei Knochen, die die Wachstumsfugen der Pfanne, Y-Fuge genannt, bilden.

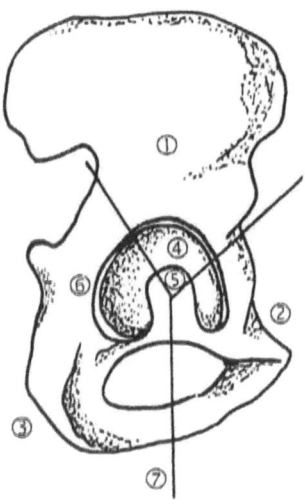

Abb. 8: Blick auf das Becken mit der Hüftpfanne von der Seite ohne Hüftkopf. (1) Darmbein (Os ilium), (2) Schambein (Os pubicum), (3) Sitzbein (Os ischium), (4) Hüftpfanne mit Knorpelüberzug, (5) Zentrum der Hüftpfanne mit Ursprung des Ligamentum Capitis femoris, (6) Knorpelige Lippe (Labrum glenoidale), (7) Eingezeichnete Y-förmige Trennungslinie zwischen den einzelnen pfannenbildenden Beckenanteilen.

Nicht die gesamte Hüftgelenkspfanne ist von Knorpel ausgekleidet. Im Zentrum zur Körpermitte hin entspringt ein Band, das von der Pfanne zum Hüftkopf zieht. Vorgeburtlich erfolgt ein Teil der Hüftkopfdurchblutung durch ein Gefäß in diesem Band (Ligamentum capitis femoris).

Am Rande der Hüftgelenkspfanne schließt sich rundherum eine knorpelige Lippe an. Diese führt dazu, daß der Hüftkopf noch etwas weiter umfaßt wird. Diese knorpelige Lippe (Labrum glenoidale) ist beim Erwachsenen unterschiedlich, im Mittel 0,7 cm, breit.

Die Öffnung der Hüftgelenkspfanne weist nicht genau zur Seite hin, sondern ist nach vorne seitlich unten gerichtet. Ebenso wie der Oberschenkelhals um ca. 15° nach vorne gedreht ist (Antetorsion), ist auch die Hüftgelenkspfanne um ca. 20° nach vorne gerichtet (Anteversion).

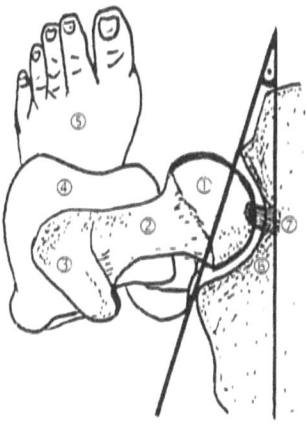

Abb 9: Öffnung der Hüftgelenkspfanne (Anteversion). (1) Hüftkopf (Caput femoris), (2) Schenkelhals, (3) Großer Rollhügel (Tuberculum majus), (4) Kniegelenkebene, (5) Fuß, (6) Hüftpfanne, (7) Ligamentum capitis femoris. Normale Antetorsion der Hüftpfanne im Erwachsenenalter mit einer Öffnung der Hüftpfanne nach vorne (von ca. 20°).

Diese „normalen" Drehverhältnisse von Hüftpfanne und Hüftkopf zueinander sind wichtig, um im Zusammenspiel zwischen Kapselband- und Muskelapparat ein möglichst für das Hüftgelenk belastungsoptimiertes Fortbewegen des Menschen zu ermöglichen. Kommt es im Rahmen einer Fehlentwicklung zu einer Veränderung der Drehverhältnisse der Hüftpfanne oder des Hüftkopfes zueinander, so resultiert eine Veränderung der Hüftgelenksbeweglichkeit und der Hüftgelenksbelastung. Ein Auftreten von Hüftgelenksbeschwerden und ein frühzeitiger Hüftgelenksverschleiß kann dadurch bedingt sein.

3. Entwicklung und Wachstum des Hüftgelenkes

Schon in der 4. Schwangerschaftswoche lässt sich die Entwicklung der Beine in Form zweier knospiger Vorwölbungen erkennen. In der 6. bis 10. Schwangerschaftswoche beginnt die Entwicklung der Hüftgelenke. Die Beine und etwas später auch die Zehen sind jetzt schon gut zu erkennen.

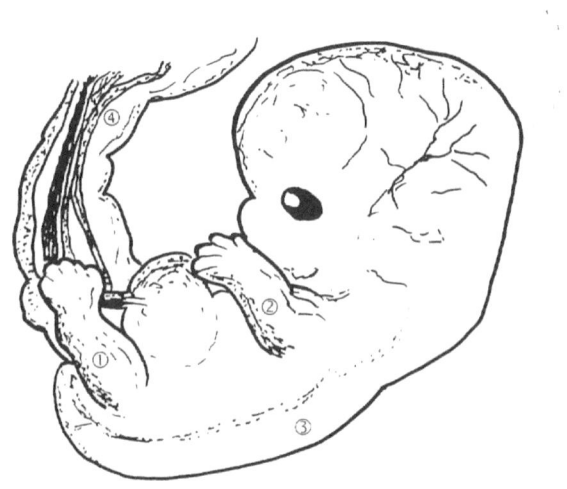

Abb. 10: Embryo in der 7. Schwangerschaftswoche. (1) Bein, (2) Arm, (3) Rücken, (4) Nabelschnur.

3.1 Die Hüftentwicklung von der Geburt, im Säuglings- und Kleinkindalter

Das Wachstum der Hüftgelenkspfanne geht, wie oben beschrieben, von dem Darm-, Sitz- und Schambein aus. Zunächst entstehen Knochenwachstumskerne im Darmbein, dann im Sitzbein und zum Ende des 5. Monats im Schambein. Im Zentrum der Gelenkpfanne ist damit schon die Y-Wachstumsfuge angelegt. Von hier erfolgt, wie schon erwähnt, ein wesentlicher Teil des Größenwachstums der Hüftgelenkspfanne. Das Oberschenkelkopf- und halswachstum vollzieht sich von 3 Knochenkernen, die im Hüftkopfzentrum, im Zentrum des großen Rollhügels und im Zentrum des kleinen Rollhügels angelegt sind.

Innerhalb der ersten 2 Jahre, vor allem aber im 1. Lebensjahr, erfolgt noch ein sehr schnelles Wachsen des Hüftgelenkes. Aus diesem Grunde ist es sehr wichtig, bei einer festgestellten Hüftdysplasie möglichst frühzeitig mit einer Behandlung zu beginnen. Wachstumslenkende, nicht operative Verfahren (konservative) zur Behandlung der Hüftgelenksdysplasie haben nach Abschluß des 2. Lebensjahres keine großen Erfolgsaussichten mehr. Je früher also bei einer sonographisch nachgewiesenen Hüftdysplasie mit einer Behandlung begonnen wird, umso größer ist die Wahrscheinlichkeit, ein Nachreifen der Hüftgelenke und somit eine normale Hüftgelenksituation zu erreichen. Werden konservative Maßnahmen nicht frühzeitig und konsequent durchgeführt, so sind operative Maßnahmen bei einer verbliebenen schweren Hüftdysplasie nach dem 2. Lebensjahr häufig nicht zu umgehen.

3.2 Die Hüftgelenksituation im Jugendlichen- und Erwachsenenalter

Das körperliche Wachstum in der Pubertät ist von raschen und deutlichen Veränderungen der Körperproportionen geprägt. Zwischen dem 10. und 16. Lebensjahr stellt sich nochmal ein deutlicher Wachstumsschub, vor allem der Extremitäten, ein (präpubertärer Wachstumsschub).

Die Wachstumsfuge (Y-Fuge) im Bereich der Hüftgelenkspfanne verschließt sich in der Regel zwischen dem 11. bis 14. Lebensjahr. Der Abschluß des Körperlängenwachstums liegt bei Mädchen um das 14. bis 16. Lebensjahr und bei Jungen durchschnittlich 2 Jahre später.

Die oben beschriebenen Drehverhältnisse des Oberschenkelkopfes und Oberschenkelhalses verändern sich bis zum Wachstumsabschluß insofern, daß die
nach vorne gedrehte Oberschenkelhalsregion sich gegenüber dem Schaft und somit der Körperfront zurückdreht (Reduzierung der Antetorsion). Beim Kind (s.
Abb. 3) beträgt die Antetorsion häufig über 35°, wohingegen beim Erwachsenen
die Antetorsion bei etwa 12° bis 15° liegt. Über die Veränderung des Winkels
zwischen Kopf-Halsregion und Oberschenkelschaft wurde schon in Kapital 2 (s.
Abb. 2) berichtet.

Die oben beschriebenen Veränderungen der Hüftgelenkssituation im Laufe des
Übergangs vom Kindes- zum Erwachsenenalter müssen bei eventuell notwendigen operativen Eingriffen berücksichtigt werden. Besonders die noch nicht ver-
schlossene Y-Fuge vor Abschluß des 11. - 14. Lebensjahres spielt bei der Planung und Auswahl eines möglichen Operationsverfahrens zur Behandlung der
Hüftdysplasie die entscheidende Rolle.

Die Hüftgelenksdysplasie ist, wie schon erwähnt, für den vorzeitigen Verschleiß
des Hüftgelenkes (Coxarthrose) in vielen Fällen ursächlich. Zusätzlich können
weitere Faktoren begleitend bei einer bestehenden Hüftdysplasie zu einem vorzeitigen Verschleiß führen und die Hüftgelenkssituation noch verschlechtern.
Hier sind besonders Berufe mit einer starken Hüftgelenksbeanspruchung durch
schweres Heben oder Tragen, langes Stehen und häufiges Treppensteigen zu
nennen. Übermäßige sportliche Betätigung wie häufiges und intensives Tennis-
,Handball-, oder Fußballspielen mit abrupten Dreh-, Sprint- und Stoppvorgängen
oder deutliches Übergewicht wirken sich ebenso negativ aus. Ob und wann ein
vorzeitiger Hüftgelenksverschleiß eintritt, ist in den meisten Fällen nur sehr un-
genau vorhersehbar. „Innere Faktoren" (genetische Faktoren) wie die Knorpel-
und Knochenqualität können sehr unterschiedlich sein.

Der zunehmenden Schädigung des Hüftgelenkknorpels geht in den meisten Fällen das Auftreten von Schmerzen bzw. eine Schmerzzunahme voraus. In vielen
Fällen wird eine Hüftgelenksdysplasie erst dann diagnostiziert, wenn aufgrund
von Hüftgelenksschmerzen ein Röntgenbild der Hüftregion angefertigt wird.
Nicht selten sind die Patienten dann auch schon im mittleren Erwachsenenalter
jenseits des 30. Lebensjahres und haben bisher noch nichts von ihrer bestehenden
Hüftdysplasie gewußt.

Eine hüftgelenkserhaltende Operation macht nur noch Sinn, wenn ein ausreichend dicker Knorpelüberzug über Pfanne und Kopf vorhanden ist.

Manche Patienten stellen sich erst zu spät bei einem Orthopäden zur Untersuchung vor, wenn die Schmerzen im Hüftgelenk nicht mehr auszuhalten sind. Ist das Hüftgelenk schon so weit verschlissen, daß Knochen auf Knochen reibt, der Knorpel aufgebraucht ist und erhebliche Beschwerden bestehen, kann meist nur noch ein künstliches Hüftgelenk empfohlen werden (s. Abb. 6c). In einigen wenigen Fällen ist es sogar nötig, vor Abschluß des 30. Lebensjahres mit vollkommen verschlissenem Dysplasie-Hüftgelenk eine Hüftgelenksprothese einzubauen, um diesen Patienten ein schmerzfreies Bewegen und Laufen zu ermöglichen und um ihnen somit Lebensqualität zurückzugeben. Doch zum Glück ist dieses die Ausnahme, wenn die Hüftdysplasie noch rechtzeitig erkannt wird und geeignete Maßnahmen frühzeitig durchgeführt werden.

4. Wie wird die Hüftdysplasie festgestellt?

Die Hüftdysplasie und insbesondere die Hüftverrenkung führen zu Veränderungen der Hüftgelenksbeweglichkeit und zu einem veränderten Bewegungsablauf bei dem Durchbewegen der Hüftgelenke. Es sei jedoch im Vorfeld erwähnt, daß die Diagnose einer Hüftdysplasie alleine durch eine klinische Untersuchung nur sehr schwer möglich ist, und daß es so in der Vergangenheit, vor der Ära der Hüftultraschalluntersuchung (vor 1984), häufig zu einem Übersehen der Hüftdysplasie kam. So wurden früher ca. 50 % der Hüftdysplasien nicht erkannt. Auch die Erfahrung des Arztes bei der Untersuchung von Säuglingshüftgelenken spielt hierbei eine besonders große Rolle.

4.1 Die klinische Untersuchung der Säuglingshüfte

Die Untersuchung eines verrenkten, instabilen Hüftgelenkes mit nach oben aus der Pfanne herausgetretenem Hüftkopf, läßt sich durch eine klinische Untersuchung sicherer feststellen als die alleinige Hüftdysplasie ohne Luxation. Aber wie auf Seite 2 schon erwähnt ist die Luxation der Hüfte zum Glück die Ausnahme.

Bei der klinischen Untersuchung achtet der Arzt vor allem auf die Einschränkung der Hüftgelenksbewegung, insbesondere der Abspreizfähigkeit. Die Beurteilung der Instabilität des Hüftgelenkes, d.h., daß sich der Hüftkopf durch vorsichtigen Druck aus der Hüftgelenkspfanne herausbewegen läßt, ist ebenfalls sehr wichtig. Unsichere Zeichen, die jedoch auf eine Hüftdysplasie hindeuten können, sind eine Beinlängendifferenz und eine Asymmetrie der Po- oder Oberschenkelhautfalten.

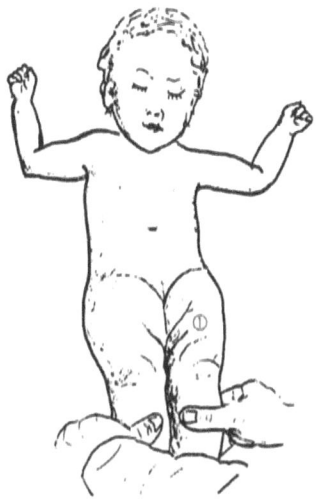

Abb. 11: Asymmetrie der Oberschenkel-Hautfalten (1).

Die gründliche Untersuchung der Neugeborenenhüfte sollte, obwohl die Hüftgelenkssonographie seit nunmehr 16 Jahren deutlich genauer und sicherer eine Hüftdysplasie nachweisen kann, unbedingt durchgeführt werden.

Durch die sorgfältige Untersuchung können Bewegungseinschränkungen, Instabilitäten der Gelenke und andere seltene Entwicklungsstörungen festgestellt werden. Da aber 50 % aller Hüftdysplasien bei einer nur rein klinischen Untersuchung der Hüftgelenke übersehen werden, ist Eltern unbedingt zu empfehlen, eine Ultraschalluntersuchung der Hüftgelenke ihres Neugeborenen frühzeitig durchführen zu lassen.

4.2 Hüftgelenksonographie

Die Hüftgelenksonographie wurde Anfang der 80er Jahre von Prof. R. Graf aus Österreich eingeführt. Sie stellt heute das wichtigste Verfahren zur Beurteilung des Säuglingshüftgelenkes dar. Durch eine sonographische Untersuchung kommt es im Gegensatz zur Röntgenuntersuchung zu keinerlei gefährlicher Strahlenbelastung des Kindes. Auch die mehrfache Ultraschalluntersuchung innerhalb kurzer Zeiträume fügt dem Kind keinerlei Schaden zu.

Im Rahmen der Früherkennungsuntersuchung U3 soll durch eine Ultraschalluntersuchung der Hüftgelenke eine eventuelle Dysplasie frühzeitig erkannt werden. In den Städtischen Kliniken Dortmund werden beispielsweise alle Neugeborenen innerhalb von drei Tagen nach der Geburt orthopädisch untersucht und eine Hüftgelenk-Ultraschalluntersuchung durchgeführt. So kann frühzeitig eine eventuelle Hüftdysplasie erkannt und behandelt werden. Der Erfolg einer eventuell notwendigen Behandlung wird durch weitere Ultraschalluntersuchungen verfolgt und kontrolliert (sonographisch überwachte Therapie).

Bei allen Neugeborenen aus einer Beckenendlage, Mehrlingsgeburten, einer familiären Häufung der Hüftdysplasie, anderen Skelettentwicklungsstörungen (z.B. Klumpfüße), Oligohydramnion (zu wenig Fruchtwasser in der Gebärmutter) und natürlich bei einem Verdacht auf Hüftdysplasie während der Neugeborenenerstuntersuchung, sollte innerhalb der ersten Lebenswoche eine hüftsonographische Untersuchung unbedingt erfolgen. Die Hüftsonographie gehört heutzutage in Deutschland zur gesetzlichen Vorsorgeuntersuchung U3. Mit zunehmendem Alter ist die Aussagekraft durch Ultraschall begrenzt. Jenseits des 8. bis 12. Lebensmonats wird durch die Verknöcherung des Hüftkopfes die Hüftsonographie erschwert und die Aussagekraft geringer, da der Knochen Utraschallwellen vollständig reflektiert und das Hüftgelenk nicht mehr komplett darstellbar wird.

Die Hüftsonographie der Neugeborenen wird in Seitenlage in einer speziellen Lagerungsschale durchgeführt, die den Säugling relativ ruhig, weich und sicher liegen läßt. Jede Hüfte wird getrennt untersucht. Hierzu wird der Ultraschallkopf von der Seite auf das Hüftgelenk des Kindes aufgelegt. Um einen besseren Kontakt und so ein Übertreten der ungefährlichen Schallwellen aus dem Schallkopf zu ermöglichen, wird etwas Ultraschall-Gel auf die Haut über dem Hüftgelenk oder auf den Schallkopf aufgetragen. Dieses Gel ist, wie auch die gesamte Ultraschalluntersuchung, ungefährlich und wird nach der Untersuchung entfernt.

Während der Untersuchung stellt der untersuchende Arzt eine Standardebene des zu untersuchenden Hüftgelenkes ein. Die Form der seitlichen Hüftgelenkspfanne, des sogenannten Erkers und die Überdachung des Hüftkopfes durch den Erker ist von besonderer Bedeutung (s. Abb. 11 a und 11b).

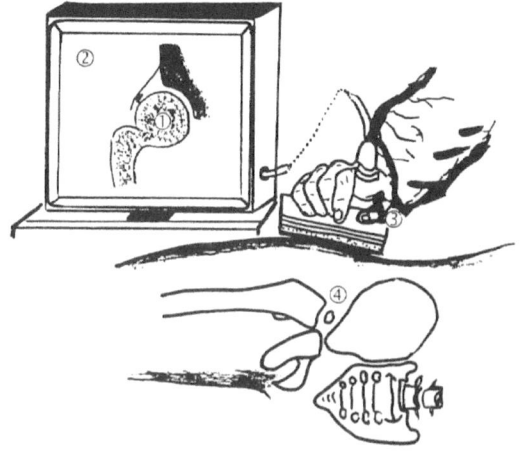

Abb. 11a: Hüftgelenkssonographie. (1) Hüftkopf, (2) Monitor, (3) Hand des Untersuchers mit Ultraschallkopf, (4) rechtes Hüftgelenk des Kindes

Der Ultraschalluntersucher kann während der Untersuchung durch Bewegung des kindlichen Oberschenkels auch eine sogenannte dynamische Untersuchung durchführen und diese auf dem Ultraschallmonitor betrachten. Dadurch ergeben sich häufig zusätzliche Informationen über die räumliche Entwicklung der untersuchten Hüfte sowie deren Stabilität.

Während der Untersuchung werden vom Ultraschallmonitor Bilder in einer Standardebene angefertigt. Auf diesen nachher ausgedruckten Bildern kann der Untersucher 2 Winkel ($\square$ und $\square$) einzeichnen, die von ihm ausgemessen werden und somit zur Beurteilung der Hüfte beitragen. Der $\square$-Winkel (Pfannendachwinkel) gibt die Steilheit des Pfannendaches an, der $\square$-Winkel (Ausstellungslinie) gibt an, wie weit das Labrum acetabulare den Hüftkopf übergreift. Bei manchen Ultraschallgeräten ist diese Winkelmessung bereits auf dem Bildschirm möglich.

Nach Professor R. Graf werden Hüftreifungsstörungen je nach Beurteilung des Hüftgelenkes und ausgemessenem Schweregrad in verschiedene Typenklassen eingeteilt:

Typ I a, Ib, IIa (-/+), IIb, IIc (stabil/instabil), D, IIIa, IIIb, IV

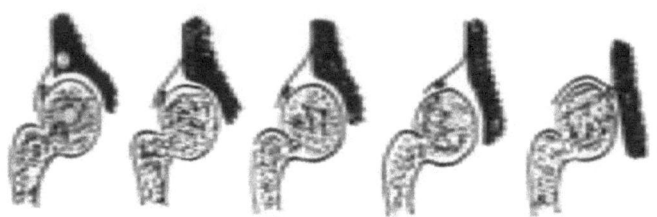

Abb. 11b: Vereinfachte Zeichnungen von Ultraschallbildern einer gesunden Hüfte (Typ I) und Hüftdysplasien/Hüftluxationen verschiedener Schweregrade. (1) Hüftkopf, (2) knöcherner Pfannenerker (von links nach rechts: Typ I, Typ II, Typ IIc, Typ III und Typ IV)

Ca. 90 - 95 % (je nach geographischer Region) aller sonographisch in den ersten drei Lebensmonaten untersuchten Säuglingshüften sind nicht behandlungsbedürftig. Hierzu zählen die Typen I a, I b und II a+.

Bei einem in den ersten Lebenstagen diagnostiziertem und klinisch auffälligem Gelenktyp IIa sollte im Verlauf zumindest eine Ultraschallkontrolle spätestens nach ca. 4 bis 6 Wochen erfolgen. Diagnostizierte der Untersucher nach der 6. Lebenswoche durch Ausmessen der eingezeichneten Winkel einen Typ IIa- bedeutet dieses, daß ein Grenzbereich vorliegt und in besonderen Fällen (beispielsweise eine bekannte Hüftdysplasie in der Familie) eine Abspreizbehandlung durchgeführt werden sollte. Alle Babys mit IIa- Hüften sollten zumindest breit gewickelt werden, um die Beinchen etwas mehr abzuspreizen und besonders in Grenzfällen kontrolliert werden.

Unbedingt einer Behandlung zugeführt werden sollten die Typen IIb, IIc, D, III und IV. Empfehlungen, welche Behandlung bei welchem Hüfttyp erfolgen sollte, ist in der Tabelle 1 (Kapitel 5.1.1) wiedergegeben.

Bei einer konsequenten und adäquaten Behandlung können über 90% der Kinder ohne eine Operation geheilt werden, und die Hüftgelenke können sich zu normalen Hüften weiterentwickeln. Schwerwiegende Hüftdysplasien der Typen III und IV sollten, auch wenn sie sich durch eine Therapie zu normalen Hüftgelenken entwickelt haben, bis zum Wachstumsabschluß kontrolliert werden.

4.3 Röntgenuntersuchung

Im Gegensatz zur vollkommen ungefährlichen Ultraschalluntersuchung sind bei der Röntgenuntersuchung zur Erzeugung eines Röntgenbildes sogenannte ionisierende Strahlen notwendig. Hierbei werden von dem Röntgengerät Röntgenstrahlen erzeugt, die durch die zu untersuchende Körperregion hindurchdringen und auf der anderen Körperseite auf eine Filmkassette treffen.

Die Röntgenstrahlen werden durch die Knochen vermehrt absorbiert (zurückgehalten), so daß sich auf dem Röntgenfilm (nach Entwicklung) die knöchernen Strukturen sehr genau betrachten lassen, da an diesen Stellen der Röntgenfilm weniger „belichtet" wurde.

Obwohl von einfachen Röntgenuntersuchungen keine gesundheitlichen Gefahren ausgehen, sollte natürlich jede „Strahlenbelastung" wenn möglich vermieden werden. Die Notwendigkeit einer jeglichen Röntgenuntersuchung ist daher vorher genau zu überdenken. Durch die Möglichkeit der Ultraschalluntersuchung ist die Anzahl der Röntgenuntersuchungen beim Kind innerhalb der ersten 12 Lebensmonate deutlich zurückgegangen. Jenseits des ersten Lebensjahres ist, wie schon erwähnt, die Aussagekraft der Hüft-Ultraschalluntersuchung meist sehr eingeschränkt. Dann kann es nötig sein, daß eine Röntgenuntersuchung der Hüftregion zur Diagnosestellung und auch zur Verlaufsbeurteilung unumgänglich ist.

Besonders wenn ein Kind mit Hüftdysplasie durch Schienen oder einen Gips behandelt werden mußte, sind in der Regel zum Behandlungsabschluß und zur Beurteilung der weiteren Entwicklung Röntgenuntersuchungen der Hüftgelenke notwendig. Hierbei werden neben den Hüftpfannen vor allem die Hüftköpfe beurteilt, da es in sehr seltenen Fällen im Rahmen der Behandlung zu einer Entwicklungsstörung der Hüftköpfe gekommen sein kann. Diese Entwicklungsstörung (Hüftkopfnekrose) kann mit einer Häufigkeit von 1 - 3 % nach einer Abspreizbehandlung auftreten. Eine Hüftkopfnekrose ist durch eine normale Ultraschalluntersuchung nicht ausreichend darstellbar.

Manche Eltern lehnen gegen ärztlichen Rat eine notwendige Röntgenuntersuchung der Hüftgelenke ihres Kindes ab. Der Schaden, der hier langfristig durch
fehlende Information über das Hüftgelenk des Kindes und damit eventuell inadä-
quate Behandlung entstehen könnte, kann zu schwerwiegenden, nicht mehr kor-
rigierbaren Schäden führen. Darauf müssen die Eltern deutlich und entschieden
hingewiesen werden. Manchmal läßt sich das Hüftgelenk auch innerhalb der ersten 12 Lebensmonate mit der Ultraschalluntersuchung alleine nicht sicher beurteilen. In solchen Zweifelsfällen kann auch innerhalb des ersten Lebensjahres
nicht auf eine Röntgenuntersuchung verzichtet werden.

Ist es notwendig ein Röntgenbild der Hüftgelenke anzufertigen, so kann nachfolgend mit dem Winkelmesser anhand bestimmter knöcherner Strukturen und Ge-
lenklinien beurteilt werden, wie ausgeprägt die Hüftdysplasie oder sogar Hüftverrenkung ist.

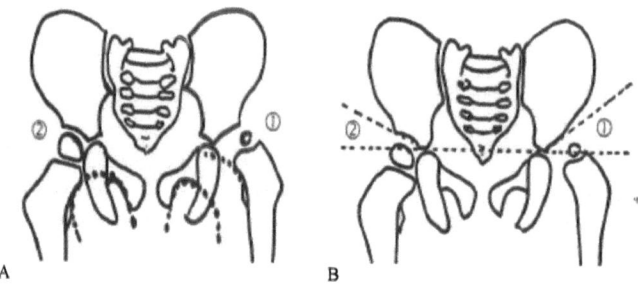

A   B

Abb. 12: A) Zeichnung eines Beckenröntgenbildes von einem 18 Monate alten Kind mit Hüftverrenkung (Hüftluxation) links (1) und gesundem Hüftgelenk rechts (2). Die gestrichelte Linie im Verlauf des inneren Oberschenkelanteils und der Rand des Schambeins ist rechts nicht
unterbrochen und links unterbrochen als Zeichen einer deutlichen Hüftluxation (Ménard-
Shenton-Linie).

B) Röntgenbild eines Mädchens mit Dysplasie links (1) und gesundem Hüftgelenk rechts (2).
Die eingezeichnete gestrichelte Linie gibt den Pfannenneigungswinkel (AC-Winkel) wieder.
Links beträgt dieser 35° und rechts 20°. Anhand einer Normalwertetabelle werden die gemessenen Winkelgrade beurteilt und eine eventuelle Therapie eingeleitet, bzw. der Therapiever-
lauf beurteilt

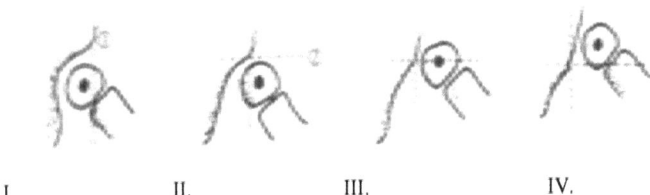

I.   II.   III.   IV.

Abb. 13: Beurteilung des Hüftluxationsgrades nach Tönnis/ Arbeitskreis Hüftdysplasie der DGOT. Zur Beurteilung werden Meßlinien eingezeichnet. Vertikale Hilfslinie vom Pfannenerker aus Lotrecht und horizontale Hilfslinie vom Pfannenerker aus waagerecht (2). Hiermit kann die Stellung des Hüftkopf-Wachstumskerns zum Pfannenerker beurteilt und in die Luxationsgrade eingeteilt werden (Grad I normales Hüftgelenk bis IV schwere Hüftverrenkung).

Auch die Beurteilung, wie weit der Hüftkopf entwickelt ist, ist sehr bedeutsam. Die gemessenen Werte können mit einer Normalwertetabelle, die für jeden Altersabschnitt der Babys und Kleinkinder vorliegt, verglichen werden. Der Wachstumsverlauf kann überprüft und die ausgemessenen Befunde somit gewertet werden.

Auch bei der Röntgenuntersuchung des Jugendlichen und Erwachsenen werden im Sinne des Strahlenschutzes nur Röntgenuntersuchungen empfohlen, die zur Diagnose bzw. zur eventuell notwendigen Therapie unbedingt erforderlich sind. Im Jugendlichen- und Erwachsenenalter sind hierfür mindestens 2 Aufnahmen erforderlich.

1. Die Beckenübersichtsaufnahme mit der Darstellung beider Beckenhälften auf einem Röntgenbild. Dieses ist die wichtigste Aufnahme. Hierbei kann die Formgebung und Größe der Pfanne und besonders die seitliche, aber auch die vordere Überdachung, des Hüftkopfes durch die Hüftpfanne eingeschätzt werden. Auch weitere Informationen über den Hüftkopf und die Oberschenkelhalsregion lassen sich hieraus entnehmen.

2. Die Schrägaufnahme (Faux-Profilaufnahme) zur Beurteilung der Überdachung des Hüftkopfes durch die Hüftpfanne nach vorne.

3. Liegt der Verdacht auf eine Drehfehlstellung des Oberschenkelhalses vor, so kann diese Fehlstellung durch eine spezielle seitliche Röntgenaufnahme (Rippstein II-Aufnahme) ggf. auch durch eine Computertomographie festgestellt werden.

In einigen Fällen kann es bei einer Hüftdysplasie und bei einer fraglichen Hüftverrenkung von Säuglingen und Kleinkindern notwendig sein, eine Kontrastmitteluntersuchung des Hüftgelenkes (Arthrographie) durchzuführen. Hierbei wird in Kurznarkose das Hüftgelenk mit einer dünnen Nadel punktiert, 1 bis 2 ml Kontrastmittel in das Hüftgelenk eingespritzt und sofort anschließend unter einem Röntgen-Bildwandler Aufnahmen erstellt.

Durch die Ultraschalluntersuchung der Hüftgelenke hat die Arthrographie an Bedeutung innerhalb der ersten 18 Lebensmonate verloren. In besonderen Fällen ergibt diese Untersuchungsmethode jedoch noch wichtige Informationen und ist bei der Therapieentscheidung hilfreich. Diese besonderen Fälle liegen z.B. vor, wenn es dem Orthopäden nicht möglich ist, ein verrenktes Hüftgelenk sicher in die Hüftpfanne einzustellen.

Mit Hilfe der Arthrographie lassen sich indirekt Weichteilgewebe darstellen, die die Hüftpfanne auskleiden und so verhindern, daß der Hüftkopf in die Hüftpfanne eingestellt werden kann. Nach einer Arthrographie läßt sich auch mit dem Röntgenbildwandler eine bewegte (dynamische) Untersuchung durchführen, die dem Orthopäden bestimmte Gelenkstellungen verdeutlicht, in denen sich der Hüftkopf optimal einstellen läßt und nicht erneut aus der Pfanne rutscht.

Die Arthrographie ansich ist eine relativ ungefährliche Untersuchung, bei der es nur in extrem seltenen Fällen zu Komplikationen (wie beispielsweise zu einem Gelenkinfekt oder einer allergischen Reaktion auf das Kontrastmittel) kommen kann. Sollte eine Hüftdysplasie erst nach dem Laufenlernen des Kindes entdeckt worden sein, so kann es sinnvoll sein, vor Beginn einer z.B. notwendigen Sitz-Hock-Gipsbehandlung eine Arthrographie durchzuführen.

Liegt ein Grenzbereich zwischen der Entscheidung zur nicht-operativen oder zur operativen Behandlung vor, so ermöglicht die Kontrastmitteldarstellung des Hüftgelenkes eine wertvolle Entscheidungshilfe, den optimalen Weg einzuschlagen. Das Röntgenbild einer Hüftarthrographie ist in Kapitel 5.2.2 abgebildet.

4.4 Computertomographie (CT) und Kernspintomographie (MRT)

Liegt eine komplexe Fehlentwicklung des Hüftgelenkes mit eventuell auch begleitender Hüftverrenkung oder schon Hüftverschleißerscheinungen vor, so kann die Anfertigung eines Computertomogramms (CT) erforderlich sein. Durch ein CT der Hüftgelenke ist eine noch zusätzliche,bessere Information zu erhalten im Vergleich zum konventionellen Röntgen. Mit Hilfe des Computers kann rechnerisch auch ein dreidimensionales Bild des Hüftgelenkes erzeugt werden.

Das 3D-CT gibt so eine sehr gute räumliche Darstellung des Hüftgelenkes wieder, um notwendige Korrektureingriffe planen zu können. Bei der Computertomographieuntersuchung werden, wie beim Röntgenbild, Röntgenstrahlen zur Bilderzeugung benutzt. Da die Strahlenbelastung hierbei höher ist als bei dem normalen Röntgenbild und da diese Untersuchung sehr teuer ist, wird eine Computertomographie vom Orthopäden nur bei bestimmten Fragestellungen und nach sorgfältiger Abwägung empfohlen.

Die computertomographische Untersuchung der Hüftgelenke ist normalerweise keine Untersuchungsmethode für das Kindesalter. Sie wird mehr bei Jugendlichen und Erwachsenen durchgeführt.

Bei manchen Fragestellungen wird vom Orthopäden die Anfertigung eines Kernspintomogramms (MRT) des Hüftgelenkes vorgeschlagen. Bei der Kernspintomographie werden keine Röntgenstrahlen freigesetzt und es kommt zu keinerlei Strahlenbelastung. Die Bilder werden durch ein sehr starkes Magnetfeld erzeugt, das die unterschiedlichen Körpergewebe dazu veranlaßt, gewebetypische Signale abzugeben, die von einem Computer verarbeitet werden und dann in verschiedenen Ebenen der Körperregion, auch schräg dargestellt werden können.

Implantierte Metalle können dazu führen, daß solange sie sich im Körper befinden, ein MRT nicht durchgeführt werden darf. Ob trotz einliegender Metallimplantate eine Kernspintomographie ohne Gefahr durchgeführt werden kann, muß im Einzelfall vom Radiologie-Facharzt abgeklärt werden.

Die Kernspintomographie wird vor allem bei der Beurteilung von Weichteilprozessen und Entzündungen eingesetzt. Bei einer Hüftdysplasie kann es durch die schon im Vorfeld beschriebene Fehlbelastung des Hüftgelenkes und Überlastung des Pfannenrandes zu einem Einriß des Pfannenlabrums kommen. Da dieses Pfannenlabrum aus knorpeligem Gewebe besteht, läßt es sich im normalen Röntgenbild nicht darstellen. Mit Hilfe der Kernspintomographie und zusätzlicher

Gabe von Kontrastmittel ist eine Beurteilung eventueller Labrumeinrisse möglich und diese können lokalisiert werden. Eine MRT-Untersuchung ist bei der Hüftdysplasiediagnostik im Regelfall nicht notwendig und bleibt speziellen Fragestellungen vorbehalten. Die Untersuchung dauert heutzutage etwa 10 bis 15 Minuten. Zur Untersuchung darf sich der Patient während dieser Zeit nicht bewegen. Da Säuglinge und Kleinkinder solange nicht ruhig liegen können, ist eine Narkose erforderlich.

5. Behandlung der Hüftdysplasie

5.1 Behandlung der Hüftdysplasie im Säuglingsalter

Wurde eine behandlungsbedürftige Hüftdysplasie diagnostiziert, so gilt der allgemeine Grundsatz: Je früher und je konsequenter mit einer Behandlung begonnen wird, desto schneller stellt sich der gewünschte Therapieerfolg ein. Wird eine Hüftdysplasie frühzeitig entdeckt und behandelt, so ist die Wahrscheinlichkeit sehr hoch, daß es unter einer entsprechenden Behandlung zu einem Nachwachsen (Nachreifen) der Hüftpfanne kommt und sich somit die Hüftdysplasie "verwächst". Wird eine Hüftdysplasie innerhalb des ersten Lebensjahres nicht festgestellt und somit auch nicht behandelt, so kann bei späterer Diagnose die innerhalb der ersten 12 Monate versäumte Behandlung nicht wieder wettgemacht werden. Es ist daher, wie schon im Vorfeld geschehen, zu empfehlen, daß bereits in der ersten Woche nach der Geburt eine Sonographie der Säuglingshüften durchgeführt wird. Ist diese Untersuchung nicht von der geburtshilflichen Klinik initiiert und organisiert worden, so ist die Ultraschalluntersuchung während der nächsten Vorsorgeuntersuchung (spätestens zur U3) vom Kinderarzt mit hüftsonographischer Erfahrung oder von einem Orthopäden durchzuführen.

5.1.1 Konservative Behandlung im Säuglingsalter

Es gibt verschiedene Verfahren zur Behandlung einer diagnostizierten Hüftdysplasie bei einem Neugeborenen. Die Behandlung orientiert sich zum einen an der Erkrankungsschwere, d.h. wie stark oder wie schlimm die Hüftdysplasie oder eventuell auch Hüftluxation ausgeprägt ist und zum anderen am Zeitpunkt der Diagnose. Zur konservativen (nicht operativen) Behandlung können vier verschiedene Methoden und Hilfsmittel differenziert werden:

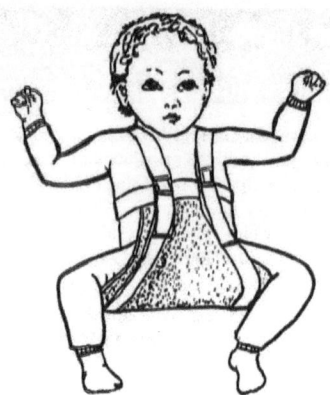

Abb. 14: Spreizhose

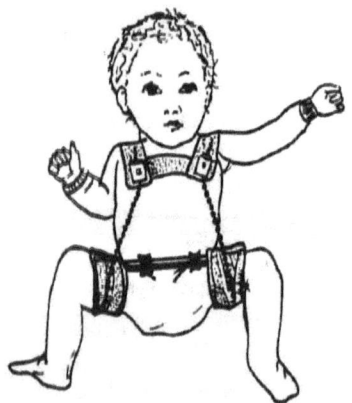

Abb. 15: Tübinger Schiene

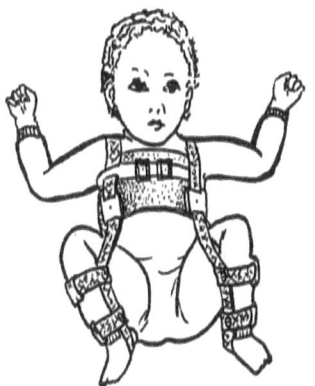

Abb. 16: Pavlik Bandage

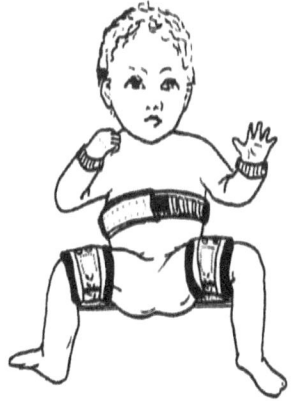

Abb. 17: Düsseldorfer Schiene

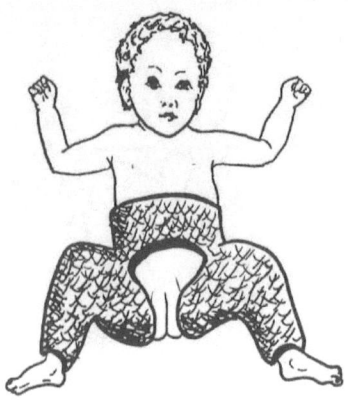

Abb. 18: Fettweis-Hockgips (von vorn betrachtet)

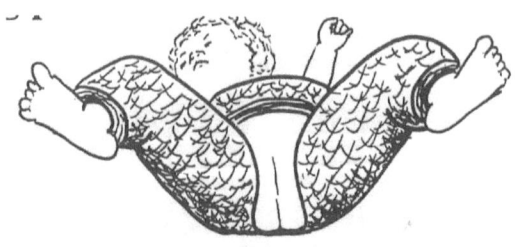

Abb. 19: Fettweis-Hockgips (von unten betrachtet)

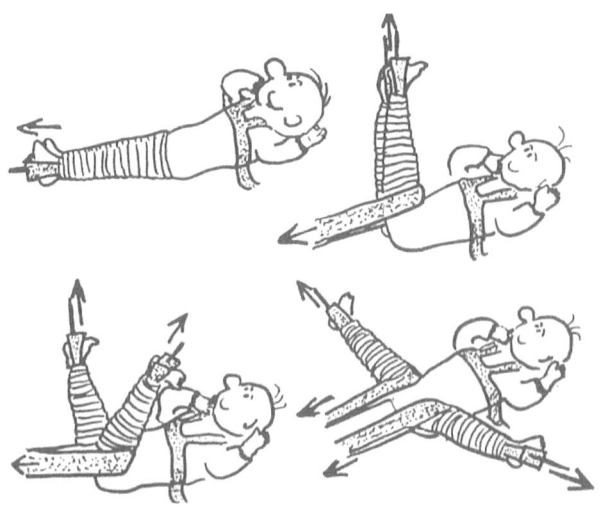

Abb. 20: Extension -/Repositionsbehandlung (bei sehr schweren Hüftdysplasien mit Auskugelung des Hüftkopfes aus der fehlangelegten Hüftpfanne).

Einer jeglichen Behandlung geht immer eine genaue Diagnostik voraus.

Das allgemeine Behandlungsregime, welche Behandlungsmethode eingesetzt werden sollte, richtet sich, wie oben beschrieben, nach dem Schweregrad und dem Zeitpunkt der Erkennung einer Hüftdysplasie. Bezüglich der Hüftdysplasiebehandlung gibt es weltweit und selbst alleine in Deutschland sehr unterschiedliche Meinungen. Die in diesem Kapitel aufgeführten Empfehlungen zur konservativen Hüftdysplasiebehandlung im Säuglingsalter geben das Behandlungsregime der Kinderorthopädie der Städtischen Kliniken Dortmund wieder. Es sei bemerkt, daß es auch andere Behandlungsregime gibt, die sicherlich auch zur Ausreifung eines dysplastischen Hüftgelenkes führen können. Die nachfolgende Tabelle gibt einen Überblick zur sonographischen Typeneinteilung der Säuglingshüfte nach ihrem Begünder Prof. Dr. R. Graf.

Typ	Knöcherne Formgebung	Knöcherne Erker	Knorpeliger Erker	Alpha-Winkel	Beta-Winkel	Klinische Konsequenz
Ia ausgereifte Hüfte (jedes Lebensalter)	gut	eckig	(weit) übergreifend	> 60°	< 55°	Keine Therapie
Ib ausgereifte Hüfte (jedes Lebensalter)	gut	meist geschweift ("stumpf")	(kurz) übergreifend	> 60°	> 55°	
IIa Physiologische Verknöcherungs-verzögerung						
IIa (+) altersgemäß	ausreichend	rund	übergreifend	50° - 59°	> 55°	Keine Therapie, Kontr. bei klin. Auffälligkeit
IIa (-) mit Reifungsdefizit (bis 3. Lebensmonat)	mangelhaft	rund	übergreifend	50° - 59°	> 55°	Kontrolle in Grenz-fällen, gewöhnlich Abspreizbehandlung
IIb "echte" Verknöche-rungsverzögerung (nach 3. Lebensmonat)	mangelhaft	rund	übergreifend	50° - 59°	> 55°	Abspreizbehandlung
IIc gefährdete oder kritische Hüfte (jedes Lebensalter)	mangelhaft	rund bis flach	noch übergreifend	43° - 49°	< 77°	Sofort Therapie mit Spreizhose oder Spreizschiene (werden unbehandelt schlech-ter; Achtung bei Instabilität)
D Hüfte am Dezentrieren (jedes Lebensalter)	hochgradig mangelhaft	rund bis flach	verdrängt	43° - 49°	> 77°	Sofort Therapie, sich-ere Fixation notwendig (z.B. mod. Fettweis-Hockgips)
Dezentrierte Gelenke						
IIIa	schlecht	flach	nach cranial verdrängt, ohne Strukturstörung			Sofort Therapie Klinikeinweisung, Reposition
IIIb	schlecht	flach	nach cranial verdrängt, mit Strukturstörung	< 43°	> 77°	b: Gute Kopf - Tiefein-stellung notwendig
IV	schlecht	flach	nach caudal verdrängt	< 43°	> 77°	Sofort Therapie Klinikeinweisung, Reposition

Tabelle 1: Übersicht der sonographischen Hüfttypeneinteilung nach Univ. Prof. Dr. R. Graf.

Bei leichteren Fällen der Hüfdysplasie (Typ IIa), die in den ersten Tagen nach der Geburt diagnostiziert werden, wird allgemein keine Behandlung empfohlen. Bei einem Typ IIa-Gelenk an der Grenze zum nächst schlechteren Typ sollte zunächst „breites Wickeln" empfohlen oder bei gleichzeitiger klinischer Auffälligkeit, eine Spreizhosenbehandlung verordnet werden.

Insbesondere bei Neugeborenen mit einem Typ IIa-Gelenk unter 55 Grad und den unter Punkt 4.2 angesprochenen sog. „Risikofaktoren" (Beckenendlage, Mehrlingsgeburt, familiären Häufung der Hüftdysplasie, anderen Skelettentwicklungsstörungen, Oligohydramnion) sollte eine Abspreizbehandlung erfolgen.

Die Hüfttypen IIc, D, IIIa, IIIb und IV müssen, wie schon erwähnt, unbedingt behandelt werden.

Die erforderliche Abspreizbehandlung bei einem Hüfttyp IIc in den ersten Lebenswochen kann z.B. mit einer Spreizhose oder mit einer Tübinger Schiene erfolgen. Wird nach der Geburt ein Hüfttyp D festgestellt, sollte ein Sitz-Hockgips nach Fettweis angelegt werden. Liegen unverändert schwere Hüftreifungsstörungen (Typ IIc mit Instabilität) des Hüftgelenkes ca. 4 bis 6 Wochen nach der Geburt vor, so sollte ebenfalls die Anlage eines Sitz-Hockgipses nach Fettweis empfohlen werden.

Zur Anlage des Sitz-Hockgipses sollte das Kind eine kurze Maskennarkose bekommen, um den Gips in der optimalen Hockposition anlegen zu können. Bei sehr jungen und ruhigen Säuglingen gelingt eine Hockgips-Anlage auch in Ausnahmefällen eventuell ohne Narkose. Die Dauer der Behandlung ist abhängig vom „Nachreifen" der Hüftpfannen. Mit der o.g. Maßnahme werden die Beine, und somit auch die Hüftgelenke, in eine Beugung von ca. 110° - 120° und eine Hüftgelenksabspreizung von ca. 45° - 50° gebracht, bei der die Hüftpfannen einen optimalen Anreiz zur Nachreifung bekommen und der Pfannenerker entlastet wird. Bei sehr jungen Säuglingen muß der Gips bereits nach 2 Wochen gewechselt werden.

Bei älteren Säuglingen ist ein Wechsel im Regelfall alle 4 Wochen, in der Altersgruppe vom 6. bis 10. Monat auch ggf. nach 6 Wochen erforderlich. Es sind oft mehrfache Gipswechsel, manchmal sogar 3 oder seltener 4, mit jeweils etwa vier Wochen Dauer, zur Behandlung erforderlich. Um den Verlauf der Hüftentwicklung zu beurteilen, kann zwischen den Gipswechseln, neben einer Hautreinigung und -pflege, eine klinische- und Hüftultraschalluntersuchung erfolgen. Auch wenn das Hüftgelenk unter der konsequenten Gipsbehandlung im Fettweis-Hockgips nachgereift ist, sollte sich eine Schienenbehandlung anschließen.

Hierzu eignet sich besonders die einfach zu handhabende Tübinger-Hüftbeuge-schiene oder auch bei älteren Säuglingen die Düsseldorfer Schiene. Während der Gipsbehandlung ist auf eine sorgfältige Hygiene und Pflege des Kindes im Gips zu achten. Der Gips ist im Genital- und Gesäßbereich weit ausgeschnitten, um in diesem Bereich die Haut gut pflegen zu können. Um eine Verschmutzung des Gipses zu verhindern, können große, saugfähige Vorlagen verwendet werden. Das Feuchtwerden des Gipses muß, soweit möglich, verhindert werden.

Während des Aufenthaltes zur Gipsanlage im Krankenhaus werden die Eltern ausführlich über die Lagerung und Pflege des Kindes im Gips durch die Kran-kenschwestern informiert.

Liegt eine schwere Verrenkung mit Auskugelung des Hüftkopfes aus der zu klei-nen und zu steilstehenden Gelenkpfanne vor (Typ III und IV), so kann eine sta-tionäre Streckbehandlung (Extensionsbehandlung, s. Abb. 20) notwendig wer-den. Bei dieser Behandlung wird durch kontinuierlichen geringen Zug versucht, den Hüftkopf vorsichtig in die Hüftgelenkspfanne einzustellen. Die Extensions-/Repositionsbehandlung erfolgt je nach Befund und Dauer in unterschiedliche Zugrichtungen (s. Abb. 20).

Im Verlauf der Behandlung wird das Zuggewicht geringgradig erhöht. Die Be-handlungsdauer richtet sich nach der Schwere der Auskugelung und dauert etwa 2 bis 4 Wochen, in Ausnahmefällen länger. Je nach erreichtem Repositionser-gebnis und Einstellung der Hüftköpfe zur Hüftpfanne muß eine unterschiedlich lange Weiterbehandlung erfolgen. Dieses ist zum einen die Weiterbehandlung im Sitz-Hockgips nach Fettweis oder zum anderen in sehr schwerwiegenden Fäl-len, bei denen eine sichere Reposition des Hüftkopfes in die Pfanne nicht gelun-gen ist, eine Hüftgelenksoperation (operative Einstellung des Hüftgelenkes, 5.2.2.2). Während der Extensionsbehandlung erfolgen Ultraschallkontrollen der Hüftgelenke, um den Verlauf zu beurteilen.

Viele Eltern glauben, daß durch o.g. Behandlungen den Kindern Schmerzen zu-gefügt werden können. Dieses ist jedoch nach unserer Erfahrung nicht der Fall. Für die Eltern sind die Extensionsbehandlung und die Fettweis-Hockgipsbehand-lung häufig psychisch sehr belastend, da sie annehmen, daß diese Behandlungs-methoden auch langfristige psychische Auswirkungen auf ihre Kinder haben könnten. Natürlich sind aussagekräftige psychologische Tests der Kinder im Verlauf der Säuglingsperiode noch nicht durchzuführen, jedoch sind psychische Veränderungen durch diese Behandlungen nicht zu erwarten. Die Kleinkinder tolerieren die Behandlungen im allgemeinen problemlos und haben sich nach 1 bis 2 Tagen sehr schnell daran gewöhnt. Psychologische Tests von Schulkindern,

die im Säuglingsalter durch Gips oder Extension länger behandelt werden muß-
ten, zeigten keine signifikanten Auffälligkeiten gegenüber ihren Mitschülern.

Natürlich sind Gipsbehandlungen und Extensionsbehandlungen nicht ohne Risiko durchzuführen und es treten in sehr seltenen Fällen Komplikationen auf. Zu
den Komplikationen bei der Fettweis-Hockgipsbehandlung zählen neben oberflächlichen Hautinfektionen unter dem Gips, die jedoch häufig durch Pflegefeh-
ler ausgelöst werden, Druckschäden der Haut und Weichteile durch den Gips
selbst. In sehr seltenen Fällen stellen sich sogenannte Hüftkopfnekrosen (parti-
elle Durchblutungsstörungen) ein. Schwerwiegende Hüftkopfnekrosen treten bei
unter 2% aller Fettweis-Hockgipsbehandlungen auf und führen zu teils deutlichen Veränderungen des Hüftkopfwachstums. Ähnliche Schäden können in seltenen Fällen auch bei der Spreizhosen-/Spreizschienen- oder auch Extensions-
/Repositionsbehandlung auftreten. Bei der Extensions-/Repositionsbehandlung
ist insbesondere zusätzlich auf eventuell auftretende Hautverletzungen durch die
notwendigen Pflasterzügel hinzuweisen.

Trotz der o.g. Risiken sind bei über 98% der behandlungsbedürftigen Säuglingen
und Kleinkinder die Folgeschäden, die durch eine Nichtbehandlung oder eine
Nichteinwilligung zur Behandlung durch die Eltern entstehen, schwerwiegender
und größer, so daß eine vom Orthopäden empfohlene Behandlung unbedingt umgesetzt werden sollte.

Keine der o.g. konservativen Therapien kann ein Nachreifen der Hüftpfannen
garantieren. Von immenser Wichtigkeit für den Erfolg ist die konsequente Mitarbeit der Eltern. Ohne die konsequente Durchführung der empfohlenen Behandlung, kann keine Therapie erfolgreich sein. Die Anweisungen des behandelnden
Arztes müssen unbedingt von den Eltern umgesetzt werden. Die vom Arzt ange-
legten Schienen oder Bandagen sollten wie verordnet getragen werden und nur
wenige Minuten bei der Körperpflege und beim Baden des Kindes entfernt werden.

Für die Eltern ist es besonders bedeutsam diesbezüglich vom behandelnden Arzt
gründlich aufgeklärt zu werden, um so die Wichtigkeit der konsequenten Behandlung zu verstehen. Für Vater und Mutter ist ein ausführliches Gespräch mit
dem Arzt daher unverzichtbar, um alle noch offenstehenden Fragen zu bespre-
chen und eventuelle Ängste auszuräumen. Mitunter treten während der Behandlung des Kindes Zweifel oder Fragen bei den Eltern auf. Häufig können diese
durch ein kurzfristiges Gespräch mit dem behandelnden Arzt abgeklärt werden.

Die Dauer der konservativen Behandlung richtet sich wiederum nach dem Ausgangsbefund, d.h. dem Schweregrad der Hüftdysplasie bzw. Hüftauskugelung
und vor allem nach dem Alter des Kindes. Wie schon mehrfach erwähnt, ist die

frühe und konsequente Behandlung entscheidend für die Dauer der Behandlung. Im allgemeinen ist bei leichten Hüftdysplasien mit einer Behandlung von 1 bis 2 Monaten zu rechnen. Bei mittelgradig schweren Hüftdysplasien liegt der durchschnittliche Behandlungszeitraum bei 1/4 bis 3/4 Jahr und bei schwerwiegenden Hüftdysplasien und Luxationen ist auch nach mehrmonatiger konservativer, z.B. wiederholter Hockgipsbehandlung, eine operative Therapie mit notwendiger Nachbehandlung, in vielen Fällen erforderlich.

5.1.2 Operative Behandlung im Säuglingsalter

Eine operative Behandlung im Säuglingsalter ist nur sehr selten erforderlich. Die operative Einstellung des Hüftkopfes in die Hüftpfanne kann bei Versagen der konservativen Therapie, beispielsweise bei hoher Hüftauskugelung, schon vor dem 6. Lebensmonat notwendig werden (s. Erläuterung der Operation unter 5.2).

Wird durch eine Arthrographie beispielsweise nachgewiesen, daß die Hüftgelenkspfanne mit Weichteilgewebe ausgefüllt ist und somit der Hüftkopf nicht in die Pfanne eingestellt werden kann (Repositionshindernis), so sollte eine operative Hüftgelenkseinstellung erfolgen. Hierbei kann es auch manchmal sinnvoll sein, mit der Operation noch einige Monate zu warten, bis der knöcherne Hüftkopfkern in seiner Entwicklung fortgeschritten ist.

5.2 Behandlung der Hüftdysplasie im Kleinkind- und Schulkindalter

Eine Hüftdysplasie im Kleinkindalter kann in zwei verschiedene Gruppen eingeteilt werden:

Zur ersten Gruppe zählen Kleinkinder, bei denen die Hüftdysplasie während der Vorsorgeuntersuchungen frühzeitig diagnostiziert wurde, die jedoch trotz sofortiger und konsequenter Behandlung weiterhin eine Hüftdysplasie vorweisen (Restdysplasie). Hierzu zählen besonders Kinder mit schweren Hüftdysplasien bzw. schweren Hüftverrenkungen der sonographischen Typenklassen III und IV die bisher nicht adäquat operativ behandelt wurden sowie Kinder mit zentralen neurologischen Erkrankungen.

Zur zweiten Gruppe zählen Kleinkinder, bei denen eine Hüftdysplasie erst deutlich verspätet, oft jenseits des 2. Lebensjahres bemerkt wurde und somit bis zu diesem Zeitpunkt keine Behandlung stattfand. Hier handelt es sich häufig um Kinder, bei denen die Vorsorgeuntersuchungen nicht wahrgenommen wurden. Außerdem ist der Anteil der Kinder recht groß, die in Ländern geboren worden sind, bei denen es kein Neugeborenen-Screening (Vorsorgeuntersuchung) gibt und die mit ihren Eltern später nach Deutschland gekommen sind. Die Behandlungsprinzipien und Erfolgsaussichten einer weiteren Therapie sind für jede der beiden Gruppen unterschiedlich. Eltern müssen wissen, daß die „Goldenen Monate" der konservativen Behandlung mit o.g. Schienen, Bandagen und Gipsbehandlung verstrichen sind, so daß im Kleinkindalter praktisch keine Erfolgsaussichten durch eine konservative Therapie bestehen.

5.2.1 Konservative Behandlung im Kleinkindalter

Hat die konservative Behandlung einer Hüftdysplasie bereits im Säuglingsalter begonnen, so wurde schon auf die notwendigen Kontrolluntersuchungen der Hüftgelenke bis in das Kleinkindalter und manchmal auch bis ins Schulalter bzw. bei den Typen III und IV bis zum Wachstumsabschluß, hingewiesen. Nach Abschluß einer Behandlung mit regelrechten Hüftwerten, guter zeitgerechter Überdachung der Hüftköpfe und zufriedenstellendem Nachreifen der Pfannen, kann es im Verlauf von einigen Monaten trotzdem erneut zur Verschlechterung kommen. Beim weiteren Wachsen des Kindes kann erneut das Hüftpfannendachwachstum verzögert sein und zurückbleiben. Für die Eltern ist es daher wichtig zu beachten, daß die Hüftgelenke ihres Kindes auch im Kleinkindalter nicht zu großen Belastungen ausgesetzt werden. Brüsten sich viele Eltern damit, daß ihr

Kind schon zum ersten Geburtstag laufen kann, so wird dieses aus Sicht eines Orthopäden bei Kindern mit einer Hüftdysplasie kritisch betrachtet. Nach einer länger andauernden konservativen Hüftdysplasiebehandlung eines Kindes mit Gips oder Schienen sind die Knorpel des Hüftkopfes oder der Hüftpfanne durch die Entlastung weich und zunächst sehr verletzlich. Besonders ein Kind mit Hüftdysplasie sollte nicht frühzeitig zum Laufen durch die Eltern angeregt werden.

Eine Entwicklungsverzögerung des Kindes durch einen leicht verspäteten Laufbeginn ist nicht zu erwarten. Das Kind wird sich, wenn es dazu bereit ist, selbstständig versuchen auf die Beine zu stellen und an Gegenständen hochzuziehen.

Das bei Kleinkindern im allgemeinen sehr beliebte Bobby-Car ist ein therapeutisch geeignetes Spielzeug nach Schienen- oder Gipsbehandlung aufgrund einer Hüftdysplasie. Die Kinder sitzen auf dem Bobby-Car mit gespreizten Oberschenkeln und damit zentriert in der Pfanne eingestellten Hüftköpfen und das Körpergewicht des Kindes ruht auf den Sitzbeinhöckern und nicht auf den Hüftköpfen. Das Kind ist somit anfänglich auch ohne volle Belastung der Hüften mobil.

5.2.2 Die operative Hüftgelenkseinstellung

Wie schon unter Punkt 5.1.2 angesprochen, muß bei Hüftauskugelungen, die durch konservative Verfahren nicht behandelbar sind, das Hüftgelenk zur Einstellung des Hüftkopfes in die Pfanne operativ eröffnet werden. Zum Glück ist dieses nur in sehr seltenen Fällen erforderlich. Statistisch ist dieses bei einem Kind von 2000 bis 2500 durch Hüftsonographie untersuchten Kindern notwendig.

Ist eine operative Hüftgelenkseinstellung erforderlich, so werden nach einer gründlichen ambulanten Untersuchung und Aufklärung der Eltern über den Eingriff die Kinder, wenn möglich, mit einem Elternteil stationär aufgenommen. Am Aufnahmetag wird das Kind vom Narkosearzt und vom Stationsarzt nochmals untersucht und die bisherige Krankengeschichte mit den Eltern besprochen. Es erfolgt eine erneute ausführliche Aufklärung über die geplante Operation, die damit verbundenen Risiken und die Folgebehandlung. Der Narkosearzt erklärt die erforderliche Narkoseart, deren Risiken und Komplikationsmöglichkeiten (siehe hierzu auch Kapitel 6.3.2).

Zur operativen Hüftgelenkseinstellung, die nur in Vollnarkose durchgeführt werden kann, wird ein ca. 10 cm langer Schnitt an der Vorderseite des betroffenen Hüftgelenkes im seitlichen Leistenbereich durchgeführt. Unter sorgfältiger

Schonung der Gefäß-Nervenstrukturen wird auf die Hüftgelenkskapsel herunterpräpariert. Die Hüftkapsel wird vorsichtig mit dem Skalpell eröffnet und der Hüftkopf dargestellt. Die gesamte Gelenksituation wird sorgfältig inspiziert und das weitere Operationsprozedere, um eine möglichst optimale Gelenkeinstellung zu erzielen, festgelegt.

Das Weichteilgewebe in der Hüftgelenkpfanne, welches die Einstellung des Hüftkopfes durch konservative Maßnahmen verhinderte, wird operativ entfernt. Häufig handelt es sich hierbei um Fettgewebe oder ein vergrößertes Hüftkopfband (Ligamentum capitis femoris, siehe hierzu Kapitel 2.), welches in der Regel auch entfernt werden muß. In den überwiegenden Fällen wird ein Stück aus der zu weiten, überdehnten Gelenkkapsel herausgeschnitten und diese dann wieder gerafft und vernäht.

In besonderen Fällen muß bei einer sehr steilstehenden Hüftgelenkspfanne im Anschluß eine Pfannendachkorrektur (Acetabuloplastik, siehe Abb. 21a-d und Abb. 23a-f), alternativ auch eine Salter-Beckenosteotomie(siehe Abb. 24a und b) erfolgen.

Bei älteren Kindern mit einer hohen Hüftluxation ist oft eine begleitende Verkürzung des Oberschenkels und/ oder Veränderung des Schenkelhalswinkel erforderlich. Der durchtrennte Oberschenkelknochen wird mit Metalldrähten (oder einer kleinen Metallplatte) in der korrigierten Stellung fixiert. Dieses Metall wird nach Abschluß der Knochenheilung in einer kurzen Narkose wieder entfernt (siehe Abb. 21a-d auf den nachfolgenden Seiten). Hierzu ist zusätzlich ein ca. 10 cm langer Schnitt am seitlichen oberen Oberschenkel notwendig. Je nach Schwierigkeit und Komplexität der Fehlstellung kann die Operation zwischen 1 und 3,5 Stunden dauern.

Im Anschluß an die Operation ist für die Dauer von zunächst 6 Wochen die Anlage eines Becken-Bein-Fußgipses in leichter Abspreizung und Beugung der Hüften und leichter Beugung im Kniegelenk der operierten Seite erforderlich. Der Gips reicht auf der nicht operierten Beckenseite bis knapp oberhalb des Kniegelenkes.

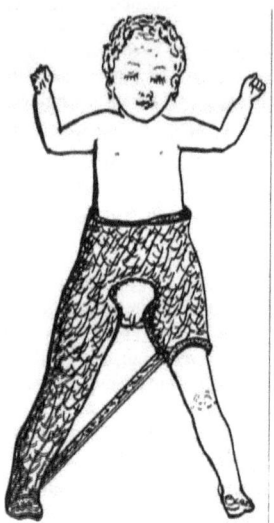

Abb. 21:
Becken-Bein Gips nach der Operation

Im Bereich der Operationswunde wird mit einer speziellen Gipssäge 2 Tage nach der Operation ein kleines Fenster in den Gips gesetzt, um die Wunde regelmäßig beurteilen zu können. Ein kleiner, während der Operation in das Operationsgebiet eingelegter Wunddrainageschlauch zur Ableitung des Wundsekretes wird am 2. bis 3. Tag, je nach Wundsekretförderung, gezogen. Im Regelfall ist die Wunde nach 10 bis 12 Tagen soweit verheilt, so daß die Hautfäden entfernt werden können.

Der Aufenthalt im Krankenhaus richtet sich nach dem Allgemeinbefinden des Kindes sowie der Wundheilung und dauert in der Regel 12-14 Tage. Über die Lagerung und Pflege des Kindes im Gipsverband werden die Eltern auf der Station gründlich aufgeklärt und angeleitet. Vor der Entlassung muß eine Röntgenkontrolle der Hüftgelenke im Becken-Beingips erfolgen.

Sechs Wochen nach der Operation erfolgt eine kurze stationäre Aufnahme, der Becken-Beingips wird gewechselt und an der Vorderseite gedeckelt (Spargips) sowie eine Röntgenkontrolle durchgeführt. Bei regelrechtem Verlauf können sich die Kinder im gedeckelten Gips zunehmend hinsetzen. In diesem Gips sind geringe Bewegungen möglich und das Bewegungsausmaß durch Bügel an der Vorderseite des Gipsverbandes limitiert. Der Spargips wird nach weiteren 4 bis 6 Wochen ohne Narkose entfernt. Je nach Alter und Beweglichkeit der Hüftgelenke ist gelegentlich eine physiotherapeutische Übungsbehandlung erforderlich.

Welche Risiken oder Komplikationsmöglichkeiten bestehen bei der operativen Hüftgelenkseinstellung?

Bei dieser Operation handelt es sich zweifelsohne um einen großen Hüftgelenkseingriff. Zu über 95% verläuft die Operation und der nachfolgende stationäre Aufenthalt ohne Komplikationen. An allgemeinen Operationsrisiken besteht eine sehr geringe Gefahr der Gefäßverletzung mit Blutungen, die Gefahr der Verletzung von Nerven mit nachfolgenden Teillähmungen des Beines oder Sensibilitätsstörungen.

Während der Operation wird das eigene Blut des Kindes aufgesaugt und gesammelt. Das so aufgefangene Blut wird in einem sogenannten Cell-Saver „gesäubert" und während oder kurz nach der Operation dem Kind zurücktransfundiert. Durch diese Maßnahme kann neben einer sorgfältigen Blutungsstillung während der Operation die Wahrscheinlichkeit einer Fremdbluttransfusion auf seltene Ausnahmefälle reduziert werden. Eine Eigenblutspende vor der Operation ist bei Kleinkindern leider nicht möglich.

In seltenen Fällen kann eine oberflächliche oder tiefe Wundinfektion auftreten. Oberflächliche Wundheilungsstörungen oder überschießende Narbenbildungen sind ebenfalls selten. Nach der Operation können sich auch Hüftkopf-Wachstumsstörungen bzw. eine Hüftkopfdurchblutungsstörung (Hüftkopfnekrose) einstellen. Trotz gutem Operationserfolg mit zentral unter das Hüftpfannendach eingestelltem Hüftkopf, können Reluxationen (erneutes Herausrutschen des Hüftkopfes aus der Hüftpfanne) in seltenen Fällen auftreten. Bei begleitenden neurologischen Erkrankungen ist das Risioko einer Reluxation größer. In den überwiegenden Fällen treten keine nachfolgenden Wachstumsstörungen an den Hüftköpfen auf. Die schon bei der konservativen Behandlung im Säuglingsalter unter Punkt 5.1.1 angesprochenen Risiken einer nachfolgenden Gipsruhigstellung bestehen ebenso.

Die langfristige Prognose nach einer offenen Hüftgelenkseinstellung richtet sich sehr stark nach dem Ausgangsbefund bzw. danach, ob schon Voroperationen durchgeführt worden sind oder neurologische Begleiterkrankungen (z.B. Spina bifida) bestehen. Daher ist die Prognose, ein gutes Operationsergebnis zu erzielen, sehr weit gestreut und muß zwischen 75% und 95% angegeben werden.

Auf den folgenden Röntgenaufnahmen ist die Kombination einer operativen Hüftgelenkseinstellung mit intertrochanterer Verkürzungs-Varisierungs-Osteotomie und Pfannendachplastik rechts dargestellt. Intertrochantere Varisierungsosteotomie bedeutet, daß die Knochendurchtrennung im Bereich zwischen großem und kleinen Rollhügel am Oberschenkelschaft durchgeführt und der Oberschenkelhalswinkel (CCD-Winkel, s. Abb. 2) abgeflacht wird.

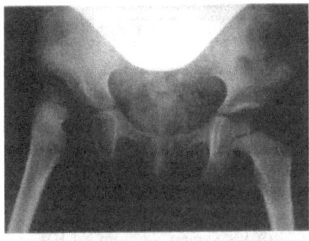

Abb. 21a:
2 Jahre altes Mädchen mit schwerer Hüftdysplasie und Hüftverrenkung rechts.

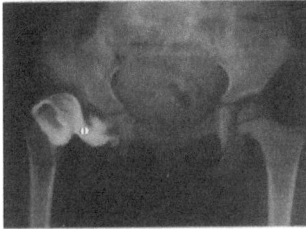

Abb. 21b:
Kontrastmitteldarstellung des Hüftgelenks (Athrographie)
Das Kontrastmittel stellt sich im Röntgenbild „hell" dar. (1)

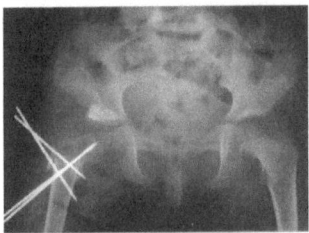

Abb. 21c:
Zustand kurz nach einer Operation.
(2) eingebrachter Femdkeil im Bereich des Pannendaches
(3) Metalldrähte

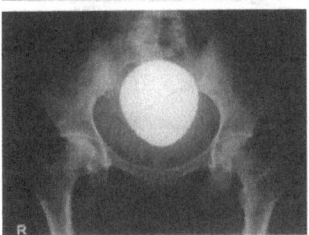

Abb. 21d:
Hüftgelenke der Patientin mit 18 Jahren. Die junge Frau hat keine Probleme mit der Hüfte.

5.2.3 Die Pfannendachplastik (Acetabuloplastik)

Trotz intensiver und langfristiger konservativer Behandlung kann eine Rest-Hüftdysplasie bestehenbleiben. Wie schon bei der konservativen Behandlung im Säuglingsalter mehrfach erwähnt, verschlechtern sich die Erfolgsaussichten einer konservativen Behandlung mit zunehmendem Lebensalter. Eine schwerwiegende Rest-Hüftdysplasie mit zu steilen und zu kurzen Hüftpfannen wird sich durch eine konservative Behandlung ab Ende des 2. Lebensjahres nicht mehr ausreichend verbessern lassen. Mit der Pfannendachplastik existiert ein bewährtes Operationsverfahren, um solche Rest-Hüftdysplasien adäquat zu behandeln. Der überwiegende Anteil der Acetabuloplastiken wird zwischen dem 18. Monat und 7. Lebensjahr durchgeführt. In seltenen Fällen auch früher bzw. auch bis zum 11. Lebensjahr.

Mit zunehmendem Alter nimmt jedoch die Korrekturmöglichkeit der Hüftpfanne ab, die Y-Fuge wird sich langsam bzw. zunehmend verschließen, so daß die Acetabuloplastik dann kein geeignetes Operationsverfahren mehr darstellt.

Die allgemeinen Vorbereitungen zur Operation, sowie die stationäre Aufnahme, erfolgen analog zur operativen Hüftgelenkseinstellung. Auch die Acetabuloplastik muß in Vollnarkose durchgeführt werden.

Zur Operation erfolgt ebenfalls ein 7 - 10 cm langer Hautschnitt. Dieser Schnitt liegt kosmetisch günstig in der Leiste und am vorderen Beckenkamm.

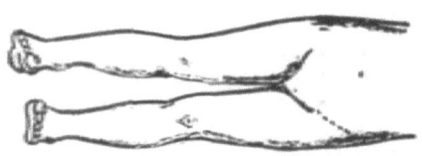

Abb. 22: Verlauf des Hautschnittes zur Pfannendachplastik links (gestrichelte Linie)

Nach schonender und sorgfältiger Präparation bis auf den vorderen, seitlichen und hinteren Pfannenbereich, wird die Durchtrennungsebene des Darmbeins knapp oberhalb der Hüftgelenkspfanne lokalisiert und mit Hilfe des Röntgenbildwandlers kontrolliert. Mit einem sehr flachen Meißel (Osteotom) wird nun das Pfannendach in der gesamten Breite bis knapp vor die Y-Fuge unter Röntgen- und Tastkontrolle durchtrennt. Für die genaue Lokalisation ist sehr viel Erfahrung notwendig. Mit Hilfe eines weiteren Osteotoms wird nachfolgend das Pfannendach vorsichtig zur Seite über den Hüftkopf heruntergebogen. Der nun entstehende keilförmige Hohlraum wird mit einem speziell zugesägten Fremdknochenkeil aufgefüllt.

Auf den folgenden Abbildungen ist der Operationsablauf einer Pfannendachplastik links zunächst zeichnerisch (Abb. 23a-d) und nachfolgend als Röntgenbild vor und nach der Operation (Abb. 23e-f) dargestellt.

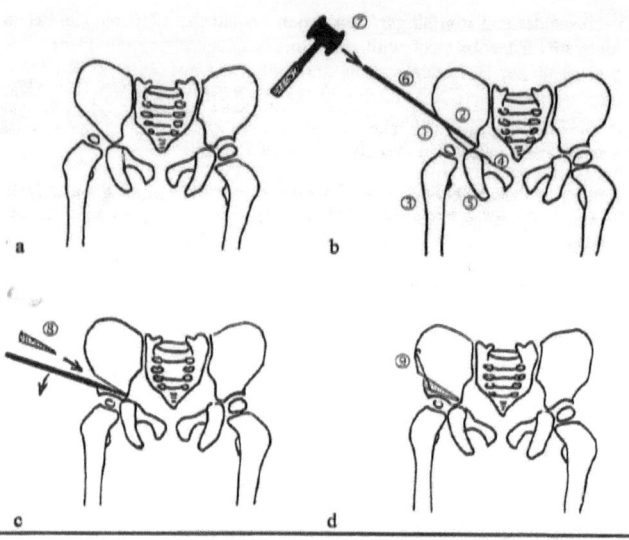

Abb. 23a-d: Die Pfannendachplastik (Acetabuloplastik): Das linke Hüftgelenk ist normal entwickelt. Das rechte Hüftgelenk (1) weist eine schwere Hüftdysplasie auf. (2) Darmbein, (3) Oberschenkel, (4) Schambein, (5) Sitzbein, (6) Osteotom, (7) Operationshammer, (8) Fremdknochenkeil, (9) Fixationsdraht. Auf Abbildung 23a ist das Ausgangsbild mit der schweren Dysplasie rechts dargestellt. In Abb. 23b wurde bereits das Osteotom bis einige mm vor die Y-Fuge eingebracht und so das Pfannendach osteotomiert. Abb. 23c zeigt das vorsichtig heruntergebogene Osteotom und den zurechtgesägten Fremdknochenkeil, direkt vor dem Einbringen. Abb. 23d zeigt das Operationsergebnis. Hier ist der Fremdknochenkeil regelrecht eingebracht und mit einem kleinen Fixationsdraht vor dem Herausrutschen gesichert.

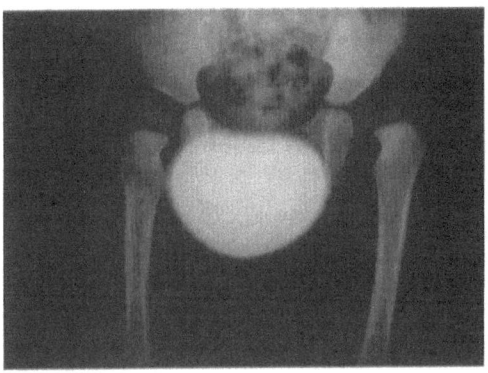

Abb. 23e: Röntgenbild eines 18 Monate alten Mädchens mit schwerer Hüftdysplasie links.

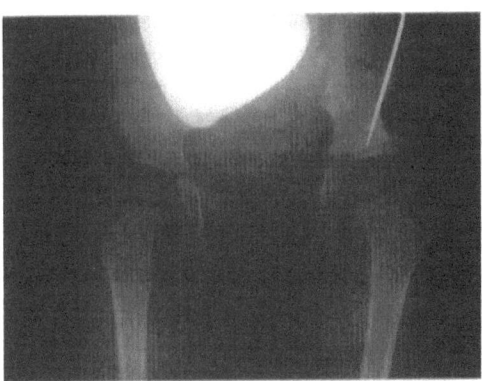

Abb. 23f: Röntgenbild des Mädchens 10 Wochen nach der Pfannendachplastik. Der Fremdknochenkeil (1) ist zum großen Teil von körpereigenem Knochen ersetzt. Die Stellung des linken Pfannendaches ist regelrecht und der Hüftkopf gut eingestellt. Der noch einliegende Metalldraht (2) kann jetzt entfernt werden.

In vielen orthopädischen Kliniken existiert eine Knochenbank. Zahlreiche Patienten, die sich zur Hüftprothesenimplantation in einer Klinik befanden, haben ihren Hüftkopf, der zu dieser Prothesenimplantation entfernt werden muß, zur Knochentransplantation gespendet.

Um jedoch seinen Hüftkopf in die Knochenbank spenden zu können, wird ein sehr genaues und umfangreiches Auswahl- und Untersuchungsverfahren durchgeführt, da nur Patienten ohne jeglichen Hinweis auf übertragbare Infektionskrankheiten als Spender in Frage kommen. Zusätzlich werden die entnommenen Hüftköpfe hitzesterilisiert und bei unter minus 70° Celsius eingefroren. Bei allen Hüftkopf-Spenderpatienten werden umfangreiche Blutuntersuchungen auf Infektionskrankheiten durchgeführt. Nur wenn alle Untersuchungsergebnisse unauffällig waren, wird ein Hüftkopf zur Knochenspende freigegeben.

Der aus dem Spenderhüftkopf herausgesägte Knochenkeil wird, nachdem er in die korrekte Lage mit gewünschtem Korrektureffekt gebracht worden ist, je nach Stabilit%ot, mit einem kleinen Draht vor dem Herausrutschen gesichert. Liegt eine beidseitige schwere Hüftdysplasie vor, so kann es sein, daß in einer Operation eine Acetabuloplastik beider Hüftgelenke durchgeführt wird. Nachfolgend ist, ebenso wie bei der operativen Hüftgelenkseinstellung, eine Ruhigstellung im Becken-Bein-Fußgips jedoch nur für die Dauer von 6 Wochen erforderlich. Bei komplikationslosem Verlauf ist mit einem stationären Aufenthalt von 11-14 Tagen zu rechnen.

Zur Entfernung des Becken-Bein-Gipses wird das Kind erneut kurz stationär aufgenommen und nach Gipsentfernung ein Röntgenbild angefertigt. Zur Gipsentfernung ist keine Narkose erforderlich.

Je nach Ausgangsbefund kann sich eine 4-wöchige Nachbehandlung mit dem „Münster-Pferdchen" (s. Abb. 23g) oder „Schede-Rädchen" anschließen. Die Kinder sitzen auf diesen Nachbehandlungshilfsmitteln mit leicht gespreizten Oberschenkeln und das Körpergewicht des Kindes ruht auf den Sitzbeinhöckern und nicht auf den operierten Hüftpfannen. Das Kind ist mobil und kann sich selbstständig fortbewegen ohne die Hüftgelenke voll zu belasten.

Bei älteren Kindern zwischen dem 4. und 7. Lebensjahr ist das „Münster-Pferdchen" oder „Schede-Rädchen" zu klein, dafl Laufen an Unterarmgehstützen hingegen meist noch nicht sicher koordinierbar. Daher können Kinder in diesem Alter nur im Rollstuhl mobilisiert werden.

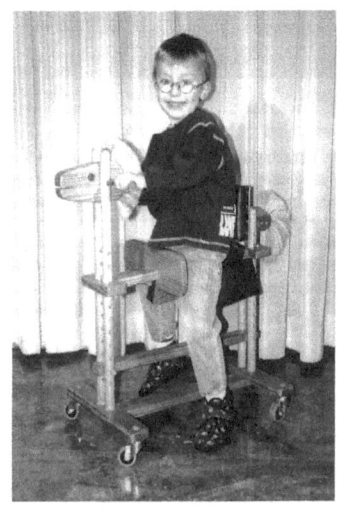

Abb. 23g:
Kind auf dem Münster-Pferdchen
7 Wochen nach der Operation.

Kinder jenseits des 7. Lebensjahres können nach der Gipsruhigstellung an zwei Unterarmgehstützen mobilisiert werden. Das Laufen an Gehstützen mit Entlastung eines Beines wird unter krankengymnastischer Anleitung erlernt. Begleitend wird leihweise ein Rollstuhl für 4 Wochen verordnet.

Der stationäre Aufenthalt zur Gipsabnahme und zum Beginn der Mobilisation beträgt nur 1 bis 2 Tage. Die Nachbehandlung mit weiterer Entlastung der operierten Hüfte für 4 Wochen ist notwendig, da der Fremdknochenkeil noch nicht vom eigenen Knochen „durchwachsen" und somit noch nicht vollständig belastungsstabil ist.

Bei besonders schwerwiegenden Luxationen mit einer notwendigen komplexen operativen Einstellung folgt an die 6-wöchige Ruhigstellung im Becken-Bein-Fußgips eine weitere Ruhigstellung im Spargips, wie in Kapitel 5.2.2 erläutert.

Nach 10 Wochen ist in den weitaus überwiegenden Fällen der Knochenkeil so stabil eingeheilt, daß der kleine Draht zur Befestigung des Knochenkeiles (falls eingebracht) in einer Kurznarkose entfernt werden kann. Der stationäre Aufenthalt hierzu beträgt wiederum nur 2 bis 3 Tage. Es schließt sich ein Belastungsaufbau, gelegentlich auch unter krankengymnastischer Unterstützung, an.

Die menschlichen Knochenkeile haben ein deutlich besseres Einwachsverhalten gezeigt als die noch vor wenigen Jahren verwendeten sterilisierten tierischen oder auch mineralisierten Knochenkeile.

Neben den schon unter Punkt 5.2.2 beschriebenen Operationsrisiken und Komplikationsmöglichkeiten besteht bei der Acetabuloplastik das Risiko, daß der Knochenkeil in sehr seltenen Fällen zusammensintert oder sich verschiebt. Das Korrekturergebnis würde sich somit verschlechtern und die Hüftdysplasie sich eventuell erneut ausbilden. Das Risiko, daß trotz sorgfältiger Knochenspenderauswahl, Blutuntersuchungen, Sterilisation des Knochens und Kühlung auf unter minus 70° eine Infektion übertragen wird, ist nach menschlichem Ermessen nahezu ausgeschlossen.

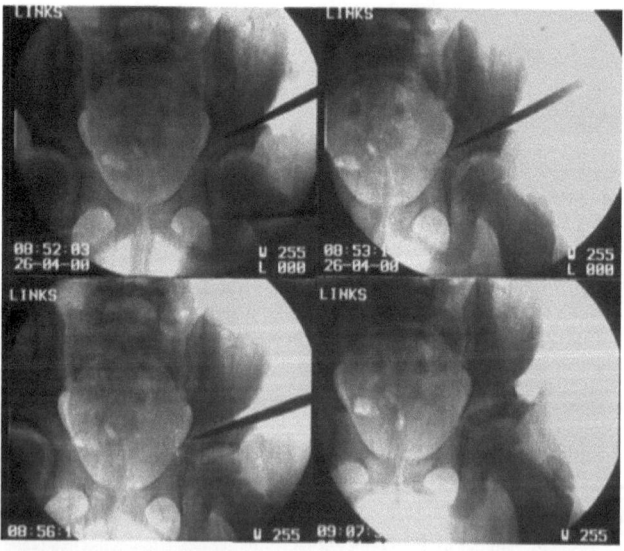

Röntgenbilder während einer Acetabuloplastik links (Operation durch den Autor)

5.2.4 Die Salter Beckenosteotomie

Bei dieser Beckenosteotomie handelt es sich um eine 1-fach Beckenosteotomie, d.h. das Darmbein wird komplett, mit ausreichendem Abstand, oberhalb der Hüftpfanne durchtrennt.

Abb. 24a: Die Salter-Beckenosteotomie: Schwere Hüftdysplasie links (1), (2) Osteotomieebene, (3) Trennungslinie zur Gewinnung des Eigenknochenkeils.

Abb. 24b: Verbesserte Hüftpfannensituation links mit nach vorne und damit diskret zur Seite geschwenkter Hüftpfanne sowie eingebrachtem Eigenknochenkeil, der mit zwei Gewindestiften fixiert wurde.

Die Salter Beckenosteotomie und Acetabuloplastik sind in mancher Hinsicht konkurrierende Operationsverfahren. Zur Operation wird ein ca. 12 bis 20 cm großer Hautschnitt an der Vorderseite des erkrankten Hüftgelenkes vom Darmbeinkamm bis zur Leistenregion gesetzt. Es folgt die schonende Freilegung des Darmbeins, direkt oberhalb der Hüftpfanne.

Mit einem Meißel wird ein Teil des Darmbeinkammes abgetrennt. Dieser dient nachfolgend als Knochenkeil, der in den erzeugten Spalt nach einer Pfannenschwenkung eingesetzt wird. Das Darmbein wird mit einer Drahtsäge (Gigli-Säge) von hinten nach vorne durchtrennt. Das Pfannenfragment wird dann um die Symphyse, die als Drehpunkt dient, nach vorne geschwenkt. In die entstandene Öffnung nach vorne wird der vorher abgetrennte Knochenkeil eingebracht und mit kräftigen Gewindedrähten oder Schrauben fixiert.

Durch die Drehung der Hüftpfanne nach vorne hat der Hüftkopf eine bessere Überdachung erhalten. Da es durch diese Verdrehung im Symphysenbereich zu einer Veränderung des Geburtskanals kommen kann, muß bei Frauen, bei denen eine Salter-Beckenosteotomie mit deutlicher Schwenkung durchgeführt wurde, im Vorfeld einer möglichen Geburt abgeklärt werden, ob ein Kaiserschnitt erfolgen muß. Durch die Abtragung des Knochenspans vom oberen Beckenkamm können sich leichte äußere Veränderungen der Beckensilhouette ergeben. Durch diese Operation kann die Überdachung zur Seite hin weniger gut verbessert werden als die Überdachung nach vorne hin. Das Nachreifungspotential der Hüftpfanne im weiteren Wachstum wird durch die Salter Osteotomie verbessert

Die Nachbehandlung erfolgt analog zur Pfannendachplastik.

Zusammenfassend ist die Einsatzbreite der Salter Osteotomie im Vergleich zur Pfannendachplastik, besonders unterhalb des 8. Lebensjahres, geringer. Bei einem auf die Salter Beckenosteotomie gut zugeschnittenen Ausgangsbefund einer Hüftdysplasie sind gute Ergebnisse zu erwarten.

5.2.5 Die Chiari Beckenosteotomie

Ähnlich wie bei der Salter-Beckenosteotomie wird bei der Chiari-Beckenosteotomie das Darmbein mit einer Säge durchtrennt.

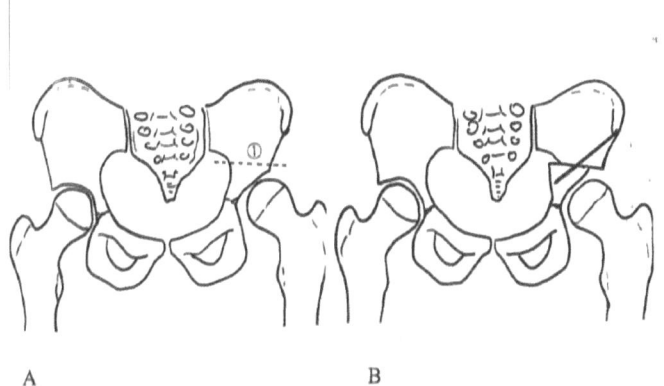

A   B

Abb. 25: Die Chiari-Beckenosteotomie: Ausgangs-Röntgenbild mit schwerer Hüftdysplasie
links, (1) Osteotomielinie am Darmbein, B) Abschlußbefund nach Verschiebung des Darmbeins innerhalb der Pfanne und Transfixation mit einer langen Schraube.

Die Chiari-Beckenosteotomie wird in den letzten Jahren nicht mehr so häufig
durchgeführt. Der Operationszeitpunkt für diese Operation im späten Kindes -
und Jugendlichenalter. Die allgemeine Operationsvorbereitung sowie der Hautschnitt erfolgt ähnlich wie bei der Salter-Beckenosteotomie. Wie auf Abb. 25a
dargestellt, wird die Darmbeindurchtrennung von seitlich zur Körpermitte hin
leicht ansteigend durchgeführt. Im Anschluß wird der Hüftpfannenanteil des
Darmbeins nach innen zur Körpermitte hin verschoben und durch feste Drähte,
Gewindestifte oder Schrauben befestigt. Bei dieser Operation wird die Pfanne
nicht geschwenkt oder verdreht, sondern durch Knochenverschiebung und Inter-
position von Gelenkkapselanteilen eine Vergrößerung der Kopfüberdachung erzielt. Heutzutage wird diese Operation nicht mehr so häufig und nur bei speziellen Hüftdysplasiesituationen durchgeführt.

5.3 Behandlung der Hüftdysplasie im Jugendlichen- und Erwachsenenalter

Der überwiegende Teil der Patienten, bei denen jenseits des 12. bis 14. Lebensjahres eine Hüftdysplasie diagnostiziert wurde, ist als Kind nicht sonographisch an den Hüftgelenken untersucht worden, da sich die Hüftsonographie (wie in Kapitel 4.2 erwähnt) zum Zeitpunkt ihrer Geburt noch in den „Kinderschuhen" befand. Eine Vorbehandlung liegt in den überwiegenden Fällen nicht vor, da die Erkrankung nicht bekannt war.

In manchen Fällen liegt auch eine neuromuskuläre Erkrankung, z.B. eine Spastik vor, die im Wachstumsverlauf durch Muskelimbalancen zur Hüftverrenkung (sekundäre und neurogene Hüftdysplasie/ Hüftluxation) geführt hat. In diesem Alter beginnen sich die Wachstumsfugen zu verschließen und z.B. die Pfannendachplastik kann nicht mehr durchgeführt werden. Hier beginnt nun die Domäne der 3-fach-Beckenosteotomie. Unter allen verschiedenen Variationen der 3-fach-Beckenosteotomien wird von der Mehrzahl der sich in Europa mit der rekonstruktiven orthopädischen Chirurgie befassenden Ärzte die Methode nach Tönnis als bestes Verfahren empfohlen.

Die 3-fach-Beckenosteotomie (Tripleosteotomie), die in der Orthopädischen Klinik der Städtischen Kliniken Dortmund durchgeführt wird, wurde von Prof. Dr. Dietrich Tönnis unter Mitarbeit von Klaus Kalchschmidt Mitte der 70er Jahre entwickelt. Seit 1976 hat die Anzahl der in Dortmund durchgeführten 3-fach Beckenosteotomien stetig zugenommen. 1979 berichtete Prof. Tönnis über erste Ergebnisse. Das Operationsverfahren wurde im Laufe der Jahre weiterentwickelt und optimiert. Bis 1999 wurden in den Städtischen Kliniken Dortmund bisher an die 3.000 Tripleosteotomien, häufig beidseitig, operiert. Die Anzahl der Operationen hat weiter zugenommen, so daß 1999 ca. 300 Tripleosteotomien durchgeführt werden. Die Operation wird in Dortmund arbeitstäglich, manchmal auch zwei- oder dreimal am Tag durchgeführt.

Weitere Einzelheiten zur 3-fach Beckenosteotomie werden im folgenden Kapitel erläutert und die Operationsmethode dargestellt.

In einigen Kliniken Deutschlands werden zur operativen Behandlung der Hüftdysplasie andere Operationsmethoden durchgeführt, die sich nicht auf die Korrektur der Hüftpfanne beziehen und trotzdem zur Behandlung der Hüftdysplasie angewandt werden. Dieses sind vor allem Hüftumstellungsoperationen am oberen Anteil des Oberschenkelknochens (intertrochantere Ostetomie). Hierbei wird aus der Region zwischen großem und kleinem Rollhügel (Intertrochanterregion,

s. Kapitel 2.1) ein Knochenkeil herausgesägt und der Knochen wieder aufeinandergestellt. Die Achse zwischen Oberschenkelschaft und Oberschenkelkopf/hals wird dadurch verringert bzw. abgeflacht verändert, so daß der Kopf in einer veränderten Position in der Hüftpfanne steht (intertrochantere Varisierungsosteotomie).

Da die eigentliche Deformität der Hüftdysplasie an der Pfanne besteht, wird die Hüftdysplasie dadurch nicht direkt behoben. Biomechanisch kommt es zu einer veränderten Übertragung der Kräfte im Hüftgelenk und so häufig zu einer Verbesserung der Hüftgelenkssituation.

Aus einer Verringerung des Kopf-Hals-Winkels resultiert, daß zur kranken Hüftpfanne der erniedrigte Kopf-Hals-Oberschenkelwinkel (CCD-Winkel) besser paßt und dieses sich biomechanisch teilweise günstiger auswirkt. Einige Nachuntersuchungen zeigten, daß intertrochantere Umstellungsoperationen bei schweren Hüftdysplasien nur für eine begrenzte Zeit und auch nur eingeschränkt zu einer Beschwerdebesserung führten. Bei schweren Hüftdysplasien ist die intertrochantere Varisierungsoperation daher nicht als optimale Therapie anzusehen. Da es sich bei der intratrochanteren Umstellungsosteotomie um einen einfacheren und komplikationsärmeren Eingriff als bei der 3-fach-Beckenosteotomie handelt, sollte dieses Verfahren, insbesondere bei diskreten Hüftdysplasien, in die Überlegungen zur Auswahl des geeigneten Operationverfahrens mit einbezogen werden.

Bei jeder Planung einer intertrochanteren Korrekturoperation muß bedacht werden, daß es durch Veränderung des Kopf-Hals-Oberschenkelwinkels auch zu einer Veränderung der Position des großen Rollhügels und damit zu einer Veränderung des Ansatzpunktes für den Glutaeus medius Muskel kommt (siehe Kapitel 2.1). Steht der große Rollhügel im Vergleich zum Hüftkopfmittelpunkt nach einer intertrochanteren Varisierungsoperation zu hoch, kann der Glutaeus medius Muskel eventuell keine ausreichende Spannung aufbauen. Dieses führt nicht selten zu einer Verschlechterung eines Hüfthinkens bzw. Stand- und Gangsicherheit.

In ca. 15% - 20% aller 3-fach Beckenosteotomien die in den Städtischen Kliniken Dortmund durchgeführt werden, wird zusätzlich eine intertrochantere Umstellungs- oder Verkürzungsoperation vorgenommen, da häufig neben einer Hüftdysplasie auch eine Fehlstellung des Kopf- Hals- Oberschenkelwinkels besteht. Es kann auch bei einigen Fehlstellungen erforderlich sein, den CCD-

Winkel zu vergrößern (intertrochantere Valgisierung) und gleichzeitig eine geringe Oberschenkelverkürzung durchzuführen. Nur durch diese Operationskombination zwischen intertrochanterer Umstellung und Tripleosteotomie kann in bestimmten Fällen eine optimale Stellung des Hüftgelenkes erzielt werden.

Neben der 3-fach Beckenosteotomie nach Tönnis gibt es andere Beckenosteotomien, die ebenfalls zur operativen Behandlung einer Hüftdysplasie entwickelt wurden. Dieses sind andere Formen der 3-fach Beckenschwenkosteotomie, beispielsweise von Le Coer, Hopf, Steel, Sutherland und Greenfield. Die Operationen unterscheiden sich durch die operativen Vorgehensweisen, besonders durch unterschiedliche Knochendurchtrennungsebenen. Weiterhin gibt es auch 2-fach Beckenosteotomien und 1-fach Beckenosteotomien. Als sehr häufig angewandte 1-fach Beckenosteotomie ist hier die Salter-Beckenosteotomie genannt, die in Kapitel 5.2 schon beschrieben wurde. Weiterhin sei noch auf die sogenannte periacetabulären Osteotomien nach Wagner und Ganz hingewiesen. Hierbei wird sehr nah am Hüftgelenk mit einem gebogenen Meißel die Hüftgelenkspfanne aus dem knöchernen Verbund des Beckens herausgemeißelt. Die Pfanne wird dann seitlich und vorne heruntergebogen und mit Drähten und Schrauben befestigt. Bei diesen Operationsverfahren sind unerwünschte Pfannendurchblutungsstörungen (Nekrosen) beschrieben worden.

Bei der 3-fach Beckenosteotomie nach Tönnis kann unserer Meinung nach im Vergleich zu den o.g. Osteotomien die Hüftpfanne während der Operation weitgehend in die gewünschte Korrekturposition gebracht werden. Extreme Schwenkungen bei einer starken Dysplasie sind mit dieser Methode im Gegensatz zu der 1- und 2-fachen Beckenosteotomie möglich, so daß sich die 3-fach Beckensteotomie nach Tönnis bei Orthopäden immer weiter durchsetzt und Anwendung findet.

Ab wann kann die 3-fach Beckenosteotomie durchgeführt werden?

Als Voraussetzung sollten die Wachstumsfugen der Hüftgelenkspfanne verschlossen sein. Wir haben bisher nur in Ausnahmefällen die 3-fach Beckenosteotomie bei noch offener Wachstumsfuge durchgeführt. Alle operierten Kinder waren jedoch älter als 8 Jahre. Bei einer nur mäßiggradigen Hüftdysplasie empfehlen wir in bestimmten Fällen die Salter-Beckenosteotomie. Bei jedoch stärker ausgeprägter Hüftdysplasie kann hiermit keine ausreichende Überdachung des Hüftkopfes geschaffen werden.

Die optimale Grundvoraussetzung für die 3-fach Beckenosteotomie nach Tönnis ist die Hüftdysplasie mit der typischen zu kurzen und zu steilen Pfanne, die jedoch rund, zum Hüftkopf passend, ausgebildet ist. Der Schenkelhalswinkel sollte normal, nicht jedoch zu klein angelegt sein. Ein wichtiges Kriterium ist der Knorpelüberzug über Pfanne und Kopf und es sollte möglichst noch kein Hüftgelenksverschleiß und keine Knorpelhöhenminderung bestehen. Das Altersoptimum der Patienten liegt im jungen Erwachsenenalter nach sicherem Schluß der Wachstumsfugen.

Das Körpergewicht spielt, wie bei allen Gelenkerkrankungen der unteren Extremität, eine wichtige Rolle. Da bei Übergewicht an sich schon eine Überlastung der Gelenke vorliegt, ist insbesondere ein fehlentwickeltes Gelenk stärker verschleißgefährdet. Besonders bei dem fehlentwickelten, dysplastischen Hüftgelenk ist, wie schon oben erwähnt, die Belastung pro cm^2 Knorpelanteil auch beim Normgewichtigen erhöht. Ein begleitend bestehendes Übergewicht schädigt das Gelenk zusätzlich. In nicht unerheblichem Maße wird die an sich schon große und technisch schwierige Operation bei Übergewicht und Fettleibigkeit erschwert. Da hier der Abstand zwischen Hautoberfläche und Knochen vergrößert ist, müssen größere Operationszugangswege und damit auch größere Hautschnitte gesetzt werden. Während der Operation ist folglich auch die Übersichtlichkeit und Darstellbarkeit der zu durchtrennenden Knochen erschwert. Neben durchschnittlich leicht erhöhtem Blutverlust bei übergewichtigen Patienten, ist die Operationszeit auch verlängert. Häufig liegt bei übergewichtigen Patienten mit Hüftdysplasie ein „Teufelskreis" vor. Vermehrte Beschwerden bei der Bewegung in den Hüftgelenken führen dazu, daß die Patienten sich weniger körperlich belasten und auch keinen Sport mehr betreiben. Ein verminderter Kalorienverbrauch kann so zu einer Zunahme des Körpergewichtes führen. Bei manchen Patienten beobachtet man auch ein sogenanntes Frustrationsessen. Aufgrund von Schmerzen in den Hüftgelenken bewegen sich manche Patienten nicht nur weniger, sondern nehmen auch vermehrt Nahrung als orale Kompensationsbefriedigung zu sich. Bei erheblichem Übergewicht ist vor der Operation dringend eine Gewichtsreduktion erforderlich, um die Voraussetzung für ein gutes Gelingen der Operation zu optimieren.

Bis zu welchem Alter kann eine 3-fach Beckenosteotomie durchgeführt werden?

Die Alterbeschränkung nach oben wird nicht nur allein durch den mit zunehmendem Alter auftretenden Hüftgelenksverschleiß (Coxarthrose) beschränkt. Der Verschleißgrad hat jedoch zentrale Bedeutung, da ein vollkommen verschlissenes dysplastisches Hüftgelenk auch nach optimaler Stellungskorrektur nicht schmerzfrei werden kann. In manchen Fällen kann auch schon im Alter von 25

Jahren ein dysplasiebedingter vollkommener Verschleiß vorliegen, so daß nur die Implantation eines künstlichen Hüftgelenkes dem Patienten ein schmerzfreies Laufen wieder ermöglichen kann. Liegt jedoch bei einem ansonsten gesunden z.B. 50-jährigen Patienten eine schmerzhafte Hüftdysplasie bei noch sehr gutem Hüftgelenksknorpel vor, so spricht vieles für eine 3-fach Beckenosteotomie zur Behandlung der schmerzhaften Hüftdysplasie.

Man muß jedoch bedenken, daß im Alter die Knochenheilung abnimmt und somit die knöcherne Überbauung des geschwenkten und aus dem Beckenverbund gelösten Pfannensegmentes verzögert sein kann. Im Allgemeinen wird eine solch große Operation wie eine 3-fach Beckenosteotomie im jüngeren Lebensalter besser toleriert als im fortgeschrittenen Erwachsenenalter. Wir haben bisher auch einige 3-fach Beckenosteotomien jenseits des 50. Lebensjahres durchgeführt.

Operationen in diesem Alter sind jedoch nur die Ausnahme und wurden nach gründlicher Überlegung bei gutem körperlichen Allgemeinbefinden des Patienten und günstiger Knorpelsituation des Hüftgelenkes sowie Ablehnung des Patienten zu einem künstlichen Hüftgelenk durchgeführt. Auch in diesen Fällen konnte, wenn noch kein Hüftgelenksverschleiß vorlag, meist ein gutes Operationsergebnis erreicht werden. Jenseits des 50. Lebensjahres muß jedoch der Patient mit einer sehr schmerzhaften Dysplasie darüber gründlich informiert werden, daß mit Implantation einer künstlichen Hüftprothese in über 95 % der Fälle ein gutes bis sehr gutes Ergebnis und Schmerzfreiheit erreicht werden kann. Innerhalb der letzten Jahre sind die Hüftprothesen und die Implantationstechnik so verbessert worden, daß bis zu einem notwendigen Hüftprothesenwechsel durch Lockerung mit hoher Wahrscheinlichkeit bei ca. 90 % der Patienten mehr als 10 Jahre und bei ca. 80% mehr als 15 Jahre vergehen werden.

Natürlich hängen die „Überlebenszeiten" der Hüftprothese auch von der knöchernen Struktur, vom Hüftdysplasie-Schweregrad, vom Körpergewicht und von der körperlichen Belastung ab. Nachuntersuchungen von Patienten mit Hüft-Totalendoprothesen haben ergeben, daß sich Prothesen statistisch bei jüngeren Patienten (unter dem 55. Lebensjahr) etwas früher lockern. Das liegt zum einen an der vermehrten Belastung der Patienten im Vorrentenalter im Vergleich zu Patienten beispielsweise jenseits des 70. Lebensjahres. Zum anderen handelt es sich, wie oben schon erwähnt, bei den jüngeren Patienten häufig um Patienten mit Hüftdysplasie-Coxarthrose, bei denen es auch aufgrund der Pfannendysplasie schwieriger ist, die Hüftprothesenpfanne in der zu kleinen und zu steilen knöchernen Pfanne zu verankern. Das „Fundament" oder der „Sockel" für die knöcherne Aufnahme der Hüftprothesenpfanne ist mechanisch nicht so ausreichend belastbar.

Um die knöcherne Pfannensituation zur Aufnahme einer künstlichen Hüftpfanne zu verbessern, wird in manchen Fällen der entnommene eigene Hüftkopf teilweise an die dysplastische Hüftpfanne angeschraubt, um somit bessere Voraussetzungen zur Aufnahme der künstlichen Hüftpfanne zu schaffen.

Zur Beurteilung, ob eine Hüftdysplasie im fortgeschrittenen Erwachsenenalter noch durch eine 3-fach Beckenosteotomie behandelt werden kann, ist in den meisten Fällen ein Computertomogramm erforderlich. Eine zusätzliche dreidimensionale Rekonstruktion der Hüftschnittbilder kann dem Operateur genauere Information geben.

5.4 Krankengymnastik (Physiotherapie) bei Hüftdysplasie

Vor allem bei Säuglingen mit einer zusätzlichen zentralen neurologischen Entwicklungs- oder Koordinationsstörung, ist eine begleitende spezielle Krankengymnastik sehr sinnvoll. Aktuelle Untersuchungen haben gezeigt, daß Säuglinge, bei dem eine Hüftdysplasie diagnostiziert wurde, statistisch häufiger gleichzeitig eine geringgradigere Koordinationsstörung aufweisen.

Die Entwicklung und Reifung des Hüftgelenkes vor der Geburt im Mutterleib und das weitere Wachstum nach der Geburt ist zum einen genetisch vorgegeben, jedoch zum anderen auch von der normalen Muskelaktivität aller, auf das Hüftgelenk einwirkenden Muskeln, abhängig. Werden, wie beispielsweise bei einer Spastik (Neurologische Erkrankung mit ungezielten überschießenden und nicht zu beeinflussenden Bewegungsmustern) nur bestimmte Muskelgruppen aktiviert, so kommt es zu einer einseitigen Belastung der Körpergelenke und u.a. zu ungünstigen Überlastungen der Wachstumszone am Hüftpfannenrand.

Die regelrechte Ausformung des Hüftelenkes ist somit auch vom regelrechten Funktionieren der Muskeln und vom ausgewogenen Muskelgleichgewicht abhängig. Viele Kinder mit einer neurologischen, insbesondere spastischen Störung, erleiden im Kleinkindalter in Folge der andauernden Muskelimbalance eine Hüftluxation oder Hüft-Subluxation. Mit Hilfe einer speziellen krankengymnastischen Übungsbehandlung auf neurophysiologischer Basis, wie beispielsweise die Behandlung nach Vojta, kann sich eine bestehende Hüftdysplasie verbessern.

Bei der Vojta-Therapie wird ein bei jedem Säugling im Gehirn vorhandenes Bewegungsprogramm durch eine Reflexauslösung in Gang gesetzt. Durch die Einnahme bestimmter Haltungen des Säuglings oder Kleinkindes werden Körperreflexe provoziert. Die daraus resultierenden Bewegungen werden Reflexfortbewegungen genannt. Begleitend wird durch gezielten Druck des Therapeuten z.B. im Rippenbereich des Kind diese Reflexfortbewegung ausgelöst. Durch diese Reflexfortbewegung kommt es so bei Kindern mit einer angeborenen neurologischen Störung, wie beispielsweise einer Spastik, zu einer Bewegung wie diese die auch einem gesunden Kind möglich ist. Da, wie oben erwähnt, für die normale Entwicklung eines Gelenkes eine normale Bewegung der gelenkumgebenden Muskulatur notwendig ist, kann sich somit durch die Vojta-Therapie ein bisher fehlentwickeltes Gelenk bessern.

Der Erfolg dieser Behandlung ist u.a. von der intensiven Mitarbeit der Eltern abhängig, da die vom Vojta-Therapeuten erlernten Übungen mit dem Kind zu

Hause mehrmals täglich fortgeführt werden müssen. Die Eltern müssen anfänglich regelmäßig vom Vojta-Therapeuten kontrolliert und angeleitet werden um die Übungen zu Hause regelrecht mit dem Kind umsetzen zu können. Eine intensive und konsequente Behandlung ist erforderlich, um die Haltungs- und Bewegungsabläufe mit dem Kind weiter einzutrainieren, daß diese Reflexfortbewegungen in das normale Bewegungsmuster des Kindes übergehen. Die Vojta-Therapie ist für Kind und Therapeut anstrengend und ungewohnt. Neben der begleitenden Behandlung bei Hüftdysplasie kann die Vojta-Therapie auch bei Haltungsstörungen und Asymmetrien an anderen Körperregionen, beispielsweise Verbiegung der Wirbelsäule (Skoliose), Schiefhals oder angeborenen Fußdeformitäten eingesetzt werden, und stellt selbst ein bew‰ohrtes Therapiekonzept dar.

5.5 Schmerzen bei Hüftdysplasie und die Behandlung mit Schmerzmedikamenten

Der durch eine Hüftdysplasie bedingte Schmerz kann von Patient zu Patient sehr unterschiedlich ausgeprägt sein. Wir beobachten zeitweise sehr schwere Hüftdysplasien und auch Hüftluxationen, die Patienten keinerlei Beschwerden verursachen. Andererseits berichten manche Patienten mit einer nur sehr diskreten Hüftdysplasie über einen sehr heftigen stechenden Schmerz in der Leistenregion. Zeitweise strahlt dieser Schmerz auch in den Oberschenkel aus. Bei anderen Patienten ist der Schmerz an der seitlichen Hüftregion in Projektion auf den seitlichen Hüftgelenksspalt lokalisiert. Auch über diffuse, nicht genau lokalisierbare Schmerzen, die das betroffene Hüftgelenk umgeben, wird berichtet.

Begleitend zu diesem stechenden Schmerz wird häufig von einem Muskelschmerz durch Überlastung berichtet. Dieser Muskelermüdungsschmerz betrifft vor allem den hüftstabilisierenden Glutaeus medius Muskel. Dieser Muskel verhindert, wie schon erwähnt, das Absinken der gegenseitigen Beckenseite beim Einbeinstand. Er ist für die Beckenstabilität beim Gehen verantwortlich und verhindert ein Hüfthinken. Ist der Muskel überlastet oder kann er aufgrund einer schweren Dysplasie oder Hüftluxation nicht richtig wirken, resultiert ein Hüfthinken. Viele Patienten berichten, daß sie einige 100 Meter ein unauffälliges Gangbild haben, daß es jedoch mit zunehmder Belastung zu einer Muskelermüdung und Muskelschmerzen kommt und sich ein Hüfthinken einstellt.

Der stechende Leistenschmerz, vor allem bei der schnellen Drehbewegung im Hüftgelenk, kann durch einen Einriß des Labrum glenoidale (s. Kapitel 2.2) bedingt sein.

Grundlage der Überlastung und damit Verletzung des Labrum glenoidale ist oft die Hüftdysplasie. Aus einer verminderten seitlichen und vorderen Überdachung resultiert eine Instabilität des Gelenkes und es kommt, wie schon mehrfach erwähnt, zur Mehrbelastung des Labrum glenoidale am vorderen und seitlichen Hüftpfannenrand. Unter dieser Überlastung kann das knorpelige Labrum einreißen. Eine bisher nicht bekannte Hüftdysplasie kann sich plötzlich durch einen stechenden Leistenschmerz, auf dem Boden einer Labrum glenoidale Verletzung bemerkbar machen. Eine isolierte Operation zur Refixation bzw. Naht der Labrumverletzung, sollte unter keinen Umständen erfolgen. Auch sollte möglichst nicht, wie in früheren Jahren häufiger durchgeführt, das verletzte Labrum entfernt werden. Dadurch könnte die Gelenkinstabilität weiter zunehmen und sich die Beschwerden verschlimmern bzw. das Gelenk sogar subluxieren.

Schmerzen bei einer bisher nicht bekannten Hüftdysplasie können sich zu sehr unterschiedlichen Zeitpunkten einstellen. Manchmal ist dieses bereits im jugendlichen Alter der Fall, manchmal wiederum erst jenseits des 40. Lebensjahres.

Ein erstmaliges Auftreten von Hüftschmerzen wird häufiger nach einer Überlastung des Hüftgelenkes durch Sport oder sehr langes Laufen berichtet. Einige Patientinnen berichten, erstmalig nach einer Schwangerschaft Hüftgelenksbeschwerden verspürt zu haben. Durch Schonung des Hüftgelenkes bessern sich die Beschwerden anfänglich wieder. Bei manchen Patienten kann bis zum erneuten Auftreten von Beschwerden eine sehr lange Zeit vergehen. Bei den meisten Patienten werden die schmerzfreien Zeiträume jedoch mit der Zeit immer kürzer und die Schmerzintensität nimmt zu.

Die Schmerzentwicklung ist häufig ein Zeichen für einen begleitenden Gelenkerguß. Auch der Beginn eines frühzeitigen Hüftgelenksverschleißes macht sich im Regelfall durch Schmerzen bemerkbar. Zwischen der Diagnose Hüftdysplasie bei Hüftgelenksbeschwerden und einer Korrekturoperation vergehen häufig viele Monate. Zum einen können sich manche Patienten zu einer korrigierenden 3-fach Beckenosteotomie anfänglich noch nicht entschließen und zum anderen ist die Wartezeit auf diese Operation in spezialisierten Kliniken häufig mehrere Monate lang.

Zur Linderung der Schmerzen stehen eine Reihe von Medikamenten zur Verfügung, die jedoch nicht ohne Rücksprache und Verordnung des behandelnden Arztes eingenommen werden dürfen:

1. Paracetamol (z.B. Ben-U-ron)

2. Nicht steroidale Antiphlogistica (z.B. Diclofenac oder Ibuprofen)

3. Metamizol (z.B. Novalgin)

4. Paracetamol mit Codein (z.B. Talvosilen)

5. in Ausnahmefällen kurzfristig: Tramadolol (z.B. Tramaltropfen oder Tramal long Tabletten mit Langzeitwirkung)

Nicht jedes Medikament wirkt bei jedem Menschen gleich gut oder wird gleich gut vertragen. Um das individuell optimal wirkende Schmerzmedikament zu finden, kann es sein, daß man verschiedene Medikamentengruppen über einen längeren Zeitraum ausprobieren muß. Natürlich sollte eine wiederholte Schmerzmedikamenteneinnahme nicht ohne Verordnung und Empfehlung des behandelnden Arztes erfolgen, da manche Organerkrankungen die Einnahme bestimmter Medikamente verbieten. Zu Risiken und Nebenwirkungen der Medikamente sollte immer ein Arzt oder Apotheker befragt werden.

6. Die 3-fach Beckenosteotomie

6.1 Die ambulante Untersuchung

Patienten, die sich mit Hüftschmerzen oder Leistenschmerzen in orthopädische Behandlung begeben, werden zunächst vom Arzt gründlich befragt. Wichtig ist eine möglichst genaue Angabe über die Lokalisation der Hüftgelenksbeschwerden, ob es sich um einen stechenden, ziehenden oder dumpfen Schmerz handelt. Wichtig ist auch, ob der Schmerz in andere Gelenkregionen bzw. in benachbarte Gelenke oder in die Wirbelsäule ausstrahlt.

Der überwiegende Anteil der Patienten mit Hüftdysplasie klagt, wie in Kapitel 5.5 beschrieben, über einen Schmerz im mittleren Leistendrittel und zeitweise auch über dem seitlichen Hüftgelenk. Der Schmerz ist häufig stechend und läßt sich oft bei Belastung des Beines und gleichzeitiger Drehbewegung um die Körperlängsachse auslösen. Charakteristisch ist auch eine Zunahme des Schmerzes bei längerer Gehstrecke, vor allem im unebenen Gelände. Manche Patienten berichten, daß das Liegen auf dem Bauch Schmerzen im Leistenbereich auslöst.

Bei der Untersuchung des Gangbildes stellt man in ca. 1/3 aller Fälle ein Hinken, das mit zunehmender Gehstrecke und zunehmenden Beschwerden stärker wird, fest. Auch beim Einbeinstand links und rechts läßt sich oft ein Absinken der gegenseitigen Beckenregion mit einer Standunsicherheit diagnostizieren. Die Beweglichkeit der Hüftgelenke ist bei einer leicht- bis mittelgradigen Hüftdysplasie häufig nicht beeinträchtigt. Solange noch kein Verschleiß vorliegt, ist in manchen Fällen nur die Abspreizung des Beines zur Seite und die Drehbewegung des Hüftgelenkes eingeschränkt. Ist schon Hüftgelenksverschleiß (Dysplasie-Coxarthrose) eingetreten, so nimmt die Beweglichkeit des Hüftgelenkes stark ab. Besonders bei der Abspreizung und der Drehung im Hüftgelenk nehmen dann auch die Schmerzen deutlich zu.

Durch die gründliche Befragung des Patienten und die ausführliche Untersuchung wird schon, ohne ein Röntgenbild angefertigt zu haben, ein Großteil anderer Ursachen für Hüftgelenksbeschwerden ausgeschlossen. Erkrankungen, an die ein Arzt bei Hüftgelenksbeschwerden besonders denken muß, sind Hüftkopfnekrose (Durchblutungsstörung mit Teiluntergang des Hüftkopfes), Lendenwirbelsäulenerkrankungen wie z.B. Bandscheibenvorfälle mit Schmerzen, die von der Lendenwirbelsäule in das Hüftgelenk ausstrahlen, Erkrankungen des

Kreuz-Darmbeingelenkes (Iliosacralgelenk), frühzeitiger Hüftgelenksverschleiß aufgrund anderer Ursachen, Brüche im Bereich des Schenkelhalses oder der Beckenregion (evtl. sogenannte Ermüdungsbrüche bei lang andauernder Überlastung), Hüftgelenksentzündungen, Erkrankungen der Niere oder Harnleiter (z.B. tiefsitzender Harnleiterstein), Leistenbruch oder auch Erkrankungen der weiblichen Geschlechtsorgane.

Bei Kindern muß vor allem auch an einen Morbus Perthes (regional begrenzte Durchblutungsstörung mit Teiluntergang des Hüftkopfes im Kindesalter vor allem zwischen dem 5. und 8. Lebensjahr) oder an eine Epiphysiolysis capitis femoris (Abrutschen der Hüftkopfkappe in der Wachstumsfuge des Hüftkopfes, besonders bei sehr fettleibigen Jungen zwischen dem 10. und 15. Lebensjahr) gedacht werden.

Zur sicheren Diagnose „Hüftdysplasie" ist jedoch das Röntgenbild der Beckenregion unerläßlich. Hier ist neben der Röntgenaufnahme von vorne auch eine schräg-seitliche Aufnahme (sogenannte Faux-Profilaufnahme) erforderlich. Mit der erstgenannten Aufnahme wird die Ausbildung der Hüftpfanne und vor allem ihre Begrenzung zur Seite sowie die Steilheit der Pfanne beurteilt. Mit der zweiten Aufnahme kann die Überdachung des Hüftkopfes durch die Hüftpfanne nach vorne ausgemessen werden (siehe hierzu auch Kapitel 4.3).

Nur in ganz besonderen Fällen ist ein Computertomogramm bzw. ein Kernspintomogramm (s. Kapitel 4.4) erforderlich. Bestehen zunehmende Hüftgelenksbeschwerden und wurde eine Hüftdysplasie im Jugendlichen- oder Erwachsenenalter diagnostiziert, so folgt daraufhin die Empfehlung, sich in einer orthopädischen Schwerpunktklinik für Hüftdysplasie vorzustellen, um sich durch Spezialisten ausführlich beraten und wenn notwendig auch über eine gelenkerhaltende Operation, wie z.B. die 3-fach Beckenosteotomie nach Tönnis, gründlich aufklären zu lassen.

Jeder Patient sollte vor einer so großen Operation wie der Tripleosteotomie über die Möglichkeit und Wichtigkeit einer Eigenblutspende vor der Operation aufgeklärt werden. Bei der Operation kommt es trotz aller Maßnahmen den Blutverlust möglichst gering zu halten (s. Kapitel 6.3), zu einem Verust von durchschnittlich 0,8 bis 1,5 Litern Blut. Muß zusätzlich zur 3-fach Beckenosteotomie eine intertrochantere Umstellungsosteotomie in Kombination durchgeführt werden, kann der Blutverlust auch noch um ca. 600 ml höher sein. Daher ist die Wahrscheinlichkeit einer erforderlichen Bluttransfusion hoch.

Mit jeder Eigenblutkonserve, die anstelle einer notwendigen Fremdblutkonserve während oder nach der Operation gegeben werden kann, wird das Risiko z.B.

durch eine Fremdblutkonserve an einer Infektion zu erkranken minimiert. Besonders das, wenn auch sehr geringe Risiko einer infektiösen Leberentzündung (z.B. Hepatitis-B- oder C) oder sogar HIV -Übertragung durch eine Fremdblutkonserve muß jedem Patient bewußt sein. Eigenblutspenden können einige Wochen vor der Operation in besonderen Blutspendeinstituten, die meist großen Kliniken angeschlossen sind, vorgenommen werden. Wir empfehlen, wenn möglich 2 bis 3 Eigenblutkonserven und Plasmakonserven zu Spenden. Eine Konserve hat ein Volumen von ca. 500 ml. Über das Procedere der Eigenblutspende, deren Risiken, Nutzen und zeitlichen Ablauf informieren die Ärzte für Transfusionsmedizin der jeweiligen Blutspendeinstitute.

6.2 Stationäre Aufnahme und Vorbereitung zur OP

Am geplanten Aufnahmetag erfolgt neben einer Untersuchung und Befragung des Patienten bezüglich der bisherigen Krankengeschichte die nochmalige ausführliche Erläuterung der geplanten Operation mit Aufklärung über die Komplikationsmöglichkeiten und Risiken des Eingriffs sowie die Art der Narkose und deren Risiken. Falls notwendig, werden zur Operationsplanung aktuelle Röntgenaufnahmen angefertigt. Neben der Blutabnahme wird bei einigen Patienten auch die Anfertigung eines EKG vor der Operation notwendig sein. Bei der 3-fach Beckenosteotomie handelt es sich um eine sehr komplexe, technisch anspruchsvolle und lange Operation, die einer genauen Planung bedarf und auch nicht von jedem Operateur durchgeführt werden kann. In der Regel findet die geplante Operation am Tag nach der Aufnahme in das Krankenhaus statt.

Vor dem geplanten Operationstag werden dem Patienten Kompressionsstrümpfe zur Thromboseprophylaxe angepaßt. Diese Strümpfe sollten unbedingt bis zur Vollbelastung des Beines nach der Operation (im Regelfall 12-14 Wochen nach der Operation) getragen werden. Weiterhin ist zur Thromboseprophylaxe die tägliche Injektion eines speziellen niedermolekularen Heparinpräparates in das Unterhautfettgewebe unbedingt erforderlich. Dieses wird vom Patienten unter Anleitung des Pflegepersonals erlernt und kann schnell selbständig durchgeführt werden. Die Injektion kann entweder in das Unterhautfettgewebe des Oberschenkels oder der Bauchregion erfolgen. Diese Thromboseprophylaxe ist ebenfalls für die Dauer der Entlastung erforderlich.

Vor der Operation ist es notwendig, die Hautbehaarung im Operationsbereich und an der jeweiligen Extremität zu entfernen. Insbesondere zählt hierzu die Schambehaarung. Nur dann kann die Haut zur Operation optimal desinfiziert und die Abdeck-Klebetücher fixiert werden.

Findet die Operation am frühen Morgen statt, so sollte am Abend vor der Operation nach 22.00 Uhr keine feste oder flüssige Nahrung mehr zu sich genommen werden. Patienten, die sehr aufgeregt und ängstlich sind bzw. keinen Nachtschlaf finden, kann ein Schlafmedikament gegeben werden.

6.3 Aufklärung über die Operation der 3-fach Beckenosteotomie und die Narkose

Anhand der Beschwerdesymptomatik, des Untersuchungsbefundes und der Röntgenbilder wurde die Diagnose einer Hüftdysplasie gestellt. Nachdem schon vom niedergelassenen Orthopäden oder spätestens zur ambulanten Untersuchung in der Klinik die Operation erläutert wurde, erfolgt die ausführliche Aufklärung über die Operation während des stationären Aufenthaltes durch den Stationsarzt oder Operateur.

6.3.1 Operationsaufklärung zur 3-fach Beckenosteotomie

Wie oben beschrieben, handelt es sich bei der Hüftdysplasie um eine zu kurze, zu steilstehende Hüftgelenkspfanne, die den Hüftkopf nicht ausreichend überdacht. Vor allem der seitliche (aber auch häufig der vordere Hüftkopfanteil) ist hierbei zu wenig von der Pfanne überdacht, so daß o.g. Probleme daraus resultieren. Das Ausmaß der erforderlichen Hüftpfannenschwenkung wird aus den angefertigten Röntgenbildern ersichtlich und ausgemessen. Die Meßergebnisse fließen in die Operationsplanung ein.

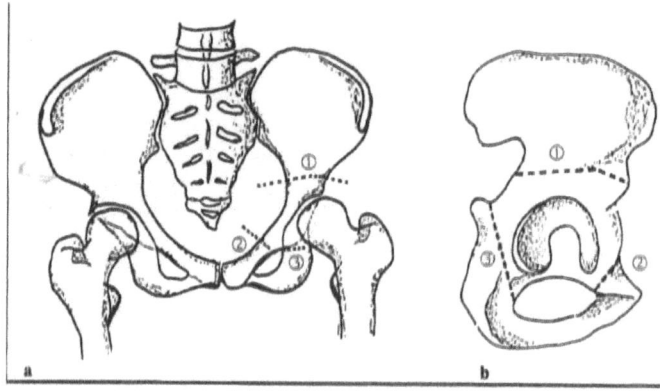

Abb. 26a: Zeichnung eines Beckenröntgenbildes bei Hüftdysplasie links. Die gestrichelten Linien deuten die Knochendurchtrennungsebenen an. (1) Darmbeinosteotomie, (2) Schambeinosteotomie, (3) Sitzbeinosteotomie.

Abb. 26b: Blick von der Seite auf das Becken und in die Hüftpfanne (ohne Hüftkopf).

Die Operation wird in Vollnarkose kombiniert mit Periduralkatheter (s. Kapitel
6.3.2) durchgeführt und der Patient auf dem Operationstisch auf der Seite gela-
gert. Die zu operierende Seite befindet sich oben. Neben der Beckenregion wird
die betreffende Extremität durch alkoholische Desinfektionslösungen mehrfach
steril abgewaschen. Nach einer Einwirkzeit wird der Patient mit sterilen Tüchern
mehrfach so abgedeckt, daß nur die Haut der betreffenden Beckenregion und des
gleichseitigen Oberschenkels freiliegt. Zunächst erfolgt die Durchtrennung (Osteotomie) des Sitzbeins. Hierzu wird von dem Operateur nach Tastorientierung
am Sitzbeinhöcker eine ca. 12 - 15 cm lange Hautinzision quer über eine Gesäß-
hälfte gesetzt.

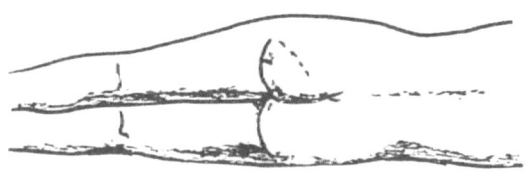

Abb. 27: Verlauf des Hautschnittes zur Sitzbeinosteotomie (gestrichelte Linie)

Es folgt die vorsichtige Präparation durch das Unterhautfettgewebe auf die Ge-
säßmuskulatur. Kleinere Gefäße im Unterhautfettgewebe werden elektrisch zu-
geschweißt. Um zum Sitzbein zu gelangen, muß die schrägverlaufende Gesäß-
muskulatur in Faserrichtung auseinandergeschoben werden. Der ca. bleistiftdi-
cke Ischiasnerv ist ca. 1-2 cm entfernt und wird in seinem Weichteilverbund belassen und vorsichtig geschützt.

Das Sitzbein wird mit einem Osteotom (Lexer-Meißel) nach genauer Orientierung der anatomischen Strukturen schräg durchtrennt, damit eine möglichst
lange Kontaktfläche des durchtrennten Sitzbeines nach Schwenkung verbleibt.
Zum Schutz wichtiger Gefäße und Nervenstrukturen im Bereich des kleinen Beckens werden unter den Knochen spezielle Hebel geschoben, die es verhindern,
daß die spitze und scharfe Schneidefläche des Osteotoms in die Tiefe eindringt

und so wichtigen Strukturen wie der Hüftkopf oder Beckengefäße verletzt werden. Zum Abschluß der Sitzbeinosteotomie erfolgt die genaue Überprüfung, ob die Knochendurchtrennung auch komplett ist. Eine Fixierung am Sitzbein mit Metall findet nicht statt.

Es schließt sich der schichtweise Wundverschluß an. Die Hautnaht erfolgt durch eine kosmetisch günstige sogenannte Intracutannaht, bei der der nichtresorbierbare Hautfaden ca. 1 mm unter der Hautoberfläche verläuft. Nachdem die Lagerungsstützen, die den Patienten in seitlicher Lage fixiert haben, gelöst worden sind, erfolgt das Drehen des Patienten auf den Rücken um die Operation an der Körpervorderseite fortzuführen..

Bei ca. 15% bis 20% der Patienten ist es, wie oben bereits erläutert, erforderlich, zusätzlich zur 3-fach Beckenosteotomie eine intertrochantere Umstellungsosteotomie in Kombination durchzuführen. Diese intertrochantere Osteotomie würde, falls erforderlich, sich nach der Sitzbeinosteotomie anschließen und am seitlichen, körpernahen Oberschenkel erfolgen.

Hierzu würde eine ca. 20 cm lange Hautinzision an der Seite des Oberschenkels unter Orientierung am großen Rollhügel gesetzt (s. Abb. 29). Es wird durch das Unterhautfettgewebe auf den seitlichen Oberschenkelmuskel heruntergepräpariert. Dieser Muskel wird an einer bestimmten Stelle durchtrennt und der Oberschenkelschaft auf etwa 10 cm bis 15 cm bis zum großen Rollhügel freigelegt. Um die Drehung des Oberschenkelhalses (Antetorsion) zu bestimmen, sollte auch ein Teil des Schenkelhalses einsehbar und zu tasten sein. Um den durchtrennten Oberschenkel wieder fest fixieren zu können, muß eine Winkelplatte, wie unten abgebildet (Abb. 28), in den Oberschenkelhalsbereich eingebracht werden. Dies erfolgt unter Röntgenkontrolle, da der Oberschenkelhals sehr schmal ist und die Winkelplatte daher sehr gezielt eingesetzt werden muß.

Die Durchtrennung des Oberschenkelschaftes unter Heraussägen eines Korrekturkeiles oder Zylinders erfolgt nach Röntgenlokalisation mit dem Röntgenbildwandler zwischen großem und kleinen Rollhügel. Nach Entfernung des gesägten Knochenkeiles können die Knochenflächen unter Beachtung der regelrechten Antetorsion des Schenkelhalses wieder aufeinandergestellt und mit der jetzt eingebrachten Winkelplatte und Schrauben befestigt werden.

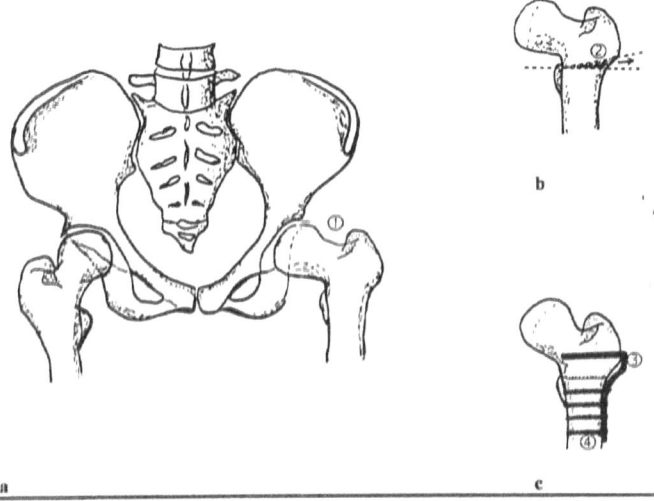

Abb. 28a–c: a) Hüftdysplasie links, zusätzlich mit einem krankhaft zu flachem Schenkelhalswinkel (coxa vara) links (1).

b) Eingezeichneter Korrekturkeil, der entfernt werden muß (2).

c) Endzustand nach der intertrochanteren Korrekturosteotomie mit aufgerichtetem Schenkelhalswinkel und eingebrachter Metallwinkelplatte zur Fixation (3) Winkelplatte, (4) Schrauben.

Nach gründlicher Wundspülung und Zuschweißen kleinerer eventuell noch blu-
tender Gefäße erfolgt die Vernähung der abgetrennten Muskeln und der schichtweise Wundverschluß. Im Regelfall kann eine kosmetisch etwas günstigere intracutane Hautnaht am seitlichen Oberschenkel nicht erfolgen, da die Muskel-
spannung in diesem Bereich zu groß ist und eine intracutane Hautnaht sich öff-
nen und so die Wundränder auseinanderweichen würden.

Im nächsten Operationsschritt wird in Längsrichtung des zu tastenden Schambeins eine ca. 5 cm bis 8 cm lange Hautinzision gesetzt.

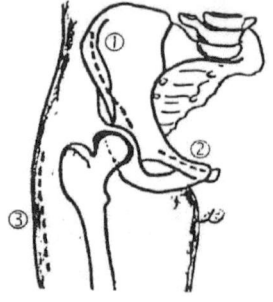

Abb. 29: Verlauf der Hautschnitte zur
(1) Darmbeinosteotomie und
(2) Schambeinosteotomie und ggf.
(3) intertrochanteren Osteotomie.

Die Länge der Hautschnitte richtet sich, wie auch schon oben erwähnt, nach dem
Gewicht und der Größe des Patienten. Die Hautschnitte müssen umso größer
sein, je korpulenter der Patient ist. Bei der Präparation zum Schambeinknochen
muß man ein großes Gefäß-Nervenbündel (Schenkelarterie,- vene und- nerv)
vorsichtig zur Seite mit einem stumpfen Haken sichern. Nach Darstellung des
Schambeinknochens wird die Stelle zur Knochendurchtrennung unter Röntgenkontrolle lokalisiert und gekennzeichnet.

Im nächsten Schritt wird vor Durchtrennung des Schambeins mit einer oszillierenden Säge zunächst der Darmbeinknochen dargestellt. Hierzu erfolgt im Verlauf des vorderen Beckenkamms zum Schambein hin ein mit ca. 20 cm relativ
langer Hautschnitt.

Die Beckenkammregion wird freipräpariert und ein wichtiger Hautnerv, der für
die Gefühlsempfindung des vorderen seitlichen Oberschenkels auf einem ungefähr handflächengroßen Areal verantwortlich ist, vorsichtig freipräpariert. Dieser

Nerv wird mit einem stumpfen Haken zur Seite gehalten und weitmöglichst geschont. Da der Nerv sich bei manchen Patienten schon sehr früh in einzelne Nervenfasern aufteilt und direkt das Operationsgebiet überspannt ist es manchmal problematisch, den Nerv mit einem stumpfen Haken zur Seite zu halten. Trotz vorsichtiger Schonung kann es zu Nervenläsionen kommen, die an der Oberschenkelaußenseite eine Gefühlsstörung zur Folge haben, die sich jedoch nach der Operation meist zurückbilden. Eine Lähmung der Muskulatur hat dieses jedoch niemals zur Folge.

Bei der überwiegenden Anzahl der Patienten braucht das Darmbein nicht komplett freigelegt zu werden und es kann der Gluteaus medius Muskel, der das Hüfthinken verhindern soll, umgangen werden, ohne diesen ablösen zu müssen. Seit 1997 wurde von dem Leitenden Oberarzt der Orthopädischen Klinik, Städtische Kliniken Dortmund, Klaus Kalchschmidt, eine Methode entwickelt, um diesen Gluteaus medius Muskel nicht ablösen zu müssen und die Darmbeindurchtrennung und auch nachfolgende Hüftpfannenschwenkung „um diesen Muskel herum" zu ermöglichen. Mit dieser neuen Methode beobachteten wir eine bessere Funktion und Erholung des Muskels nach der Operation und es geht den Patienten im Allgemeinen besser.

Unter erneuter Röntgenkontrolle wird jetzt das Schambein und Darmbein mit einer speziellen oszillierenden Säge, teilweise auch mit dem Osteotom durchtrennt. Nach kompletter Osteotomie kann die Hüftpfanne mit Hilfe eines dünnen Gewindestiftes, der oberhalb des Pfannendaches zur Schwenkung eingeführt wurde, in die gewünschte Position geschwenkt werden. Die Position wird mit dem Röntgenbildwandler überprüft und die Hüftpfanne mit Drähten fixiert. Voraussetzung für eine Knochenheilung sind die sichere Fixation und Aufeinanderstellung der Osteotomien. Um die Schambeinosteotomie zu fixieren und die Knochenenden aufeinanderzustellen, wird am inneren (medialen) Schambeinanteil eine kleine Schraube eingebracht. Um die Schraube wird ein Drahtzug gelegt, der zur Seite hin (nach lateral) unter dem Leistenband und Hüftbeugemuskel hindurch zum Darmbeinkamm geführt wird. Hier erfolgt das Verdrillen des Drahtes um einen eingebrachten stärkeren Drahtstift.

So kann die Schambeinosteotomie unter Druck gebracht und befestigt werden. Die Darmbeinosteotomie wird mit langen Schrauben fixiert, so daß die Pfanne nicht zurückrutschen kann und die Darmbeinosteotomie gesichert ist.

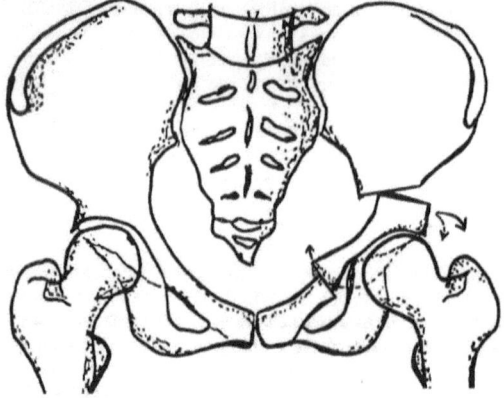

Abb. 30a: Sitz- , Darm- und Schambein sind durchtrennt und die Hüftpfanne ist in die korrekte Position über den Hüftkopf geschwenkt.

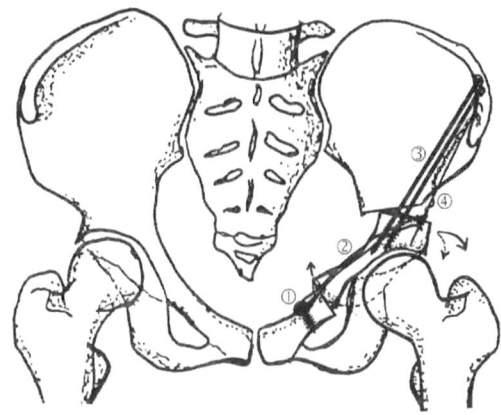

Abb.30b: In dieser Position wurde die Pfanne mit (1) einer Schambeinschraube und (2) drei Darmbeinschrauben anschließend fixiert. (3-fach Beckenosteotomie nach Tönnis). Bei der weiterentwickelten Methode (3-fach Beckenosteotomie nach Tönnis und Kalchschmidt) er- folgt die Schambeinfixation mit einer langen, durchgehenden Schraube (Abb. 32). Die darauf folgende Entwicklung von Klaus Kalchschmidt bis heute zeigt eine Fixation des Darmbeins durch eine Schraube von oben außen, wie in Abb. 30b und von unten außen (vom Erker) nach oben innen, Richtung Kreuz-Darmbeingelenk.

Die folgenden Röntgenbilder wurden von einer über 40-jährigen Frau angefertigt, die bei der ersten ambulanten Vorstellung berichtete, daß sie seit Jahren zunehmende Schmerzen im linken Hüftgelenken verspürte. Die Schmerzen hätten in den letzten 6 Monaten v.a. in der Leistenregion deutlich zugenommen, so daß kein Sport mehr möglich und die schmerzfreie Gehstrecke nur noch auf wenige Meter begrenzt sei.

Es lag bei der Patientin eine schmerzhafte Hüftdysplasie-Coxarthrose mit verminderter seitlicher und vorderer Überdachung und Fehlstellung des Oberschenkelhalses bzw. des Hüftkopf vor (s. Abb. 31). Der Frau wurde eine Hüftprothese vorgeschlagen alternativ eine 3-fach Beckenosteotomie Nach sehr ausführlicher Beratung entschied sich die Patientin zu einer Tripleosteotomie obwohl die Indikation zu einem gelenkerhaltenden Eingriff bei dieser Situation die Ausnahme ist und nur von etrem erfahrenen Operateuren eine solche OP vorgenommen werden sollte.

Nach der 3-fach Beckenosteotomie mit Pfannendachschwenkung und Hüftumstellungabgeschlossener knöcherner Heilung verschwanden die Schmerzen im linken Hüftgelenk und Leistenbereich. Das Hüftgelenk konnte schmerzfrei voll belastet werden.

Das in beiden Operationen eingebrachte Metall wird nach Abschluß der Knochenheilung in ca. 1,5 Jahren entfernt.

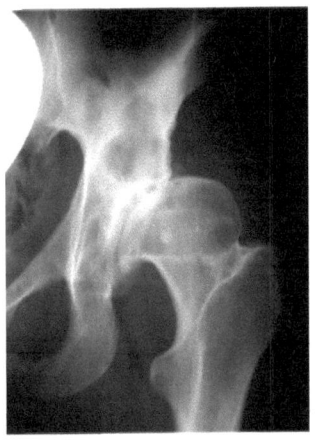

Abb. 31:
Linke Beckenhälfte einer
Frau mit sehr schwerer
Hüftdysplasie und bereits
bestehender Arthrose (OP
durch K. Kalchschmidt)

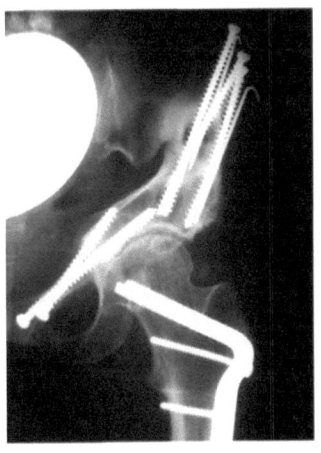

Abb. 32:
Röntgenbild 1 Jahr nach
3-fach Beckenosteotomie
und Oberschenkelhals (in-
tertrochanterer) Umstel-
lung. Die Patientin war beschwerdefrei.

Durch die Fixation des Schambeins und Darmbeins wird die Sitzbeinosteotomie mit gesichert. Da im Sitzbeinbereich sehr lange Knochenkontaktflächen bestehen, ist hier keine zusätzliche Fixation durch Schrauben oder Drähte erforderlich. Durch die Schwenkung der Hüftpfanne zur Seite kann es notwendig werden, eine Knochenkante seitlich zu entfernen. Dieser Knochen wird in den Darmbeinosteotomiespalt eingebracht und führt hier zu einer schnelleren und sicheren Heilung des Knochens.

Bei Patienten, bei denen zusätzlich eine intertrochantere Osteotomie durchgeführt wurde, kann der gesägte und dort entfernte Knochenkeil oder Zylinder ebenfalls im Darmbeinbereich angelagert oder interponiert werden. Abschließend werden die Wundbereiche nochmals gründlich mit steriler Natriumchloridlösung gespült und die Wunde wird schichtweise unter Einlage von 2 Wunddrainageschläuchen sorgfältig mit resorbierbaren Nahtmaterialien verschlossen. Wie am Sitzbeinbereich wird im Scham- und Darmbeinbereich, wenn möglich, die Haut durch eine intracutane Naht verschlossen. Nach der Anlage eines sterilen Verbandes ist die Operation beendet.

Die Operationsdauer ist von Fall zu Fall unterschiedlich. Sie beträgt bei alleiniger 3-fach Beckenosteotomie ca. 2 bis 3 1/2 Stunden. Handelt es sich um einen Eingriff nach Voroperationen und muß zusätzlich eine intertrochantere Osteotomie durchgeführt werden, wie bei Abb. 32, so kann die Operation auch 4 bis 6 Stunden dauern.

Während der Operation wird das Blut des Patienten im Wundgebiet aufgesaugt und in einem sogenannten „Cell-Saver" gesammelt, gereinigt und dem Patienten zunächst als Eigenbluttransfusion wiedergegeben. Erst nachdem dieses Blut dem Patienten transfundiert worden ist, werden die vom Patienten einige Wochen vor der Operation gespendeten Eigenblutkonserven, wenn erforderlich, rücktransfundiert.

Nach Beendigung der Narkose erfolgt eine Überwachung im sich an den Operationstrakt anschließenden Aufwachraum unter intensiver Kontrolle durch Anästhesie-Fachpersonal. Bei stabilem Zustand können die meisten Patienten nach einigen Stunden wieder auf ihre Normalstation verlegt werden. Bei sehr langen

Operationen mit größerem Blutverlust, oder bestehenden Begleiterkrankungen z.b. an Herz und Lunge, kann es notwendig werden, den Patienten bis zum nächsten Tag auf der Intensivstation zu betreuen. Ist der Patient wieder richtig wach, weitgehend beschwerdefrei und sein Zustand stabil, so wird er auf seiner normalen Station weiterbetreut.

Jeder operative Eingriff ist mit Risiken verbunden. Kein Arzt kann den 100%-igen Erfolg einer Operation garantieren. Natürlich hängen mögliche Risiken und der Erfolg der Operation von der Geübtheit, dem Wissen und der Geschicklichkeit des Operateurs ab. Zahlreiche Gefahren operativer Eingriffe sind jedoch kaum zu beeinflussen.

Das Auftreten von Thrombosen (Gerinnung des venösen Blutes mit der Bildung von Gerinnseln), ist bei Eingriffen an den unteren Extremitäten und am Becken relativ hoch. Besonders bei einer 3-fach Beckenosteotomie, die einen sehr großen Eingriff der Beckenregion darstellt, ist das Thromboserisiko nicht unerheblich. In ca. 5-10 % der Fälle beobachten wir nach einer 3-fach Beckenosteotomie innerhalb der ersten 2 Wochen das Auftreten von Thrombosezeichen. Liegt der klinische Verdacht für eine Thrombose vor, so wird durch eine Kontrastmitteldarstellung der Beinvenen (Phlebographie) oder eine sonographische Untersuchung der Beinvenen (Duplexsonographie) der Thromboseverdacht überprüft. Sollte sich eine Thrombose bestätigen, so richtet sich die sofortige Behandlung nach der Lokalisation und Größe des thrombotischen Venenverschlusses.

Kleinere Unterschenkel-Venenthrombosen heilen in der Regel folgenlos aus und werden durch ein spezielles Heparinmedikament behandelt, welches am Tage mehrfach in das Unterhautfettgewebe injiziert wird. Ist die Beinvenenthrombose größer kann, wenn früh genug mit der Therapie begonnen wird, die Thrombose verkleinert bzw. eine weitere Vergrößerung verhindert werden. Nach wenigen Tagen intravenöser Heparingabe kann auf eine Blutverdünnung durch Marcumartabletten umgestellt werden.

Die Einstellung der Marcumardosis zieht sich über mehrere Tage hin und muß dann in den überwiegenden Fällen für weitere 3 bis 6 Monate durchgeführt werden. Es bedarf einer engmaschigen Kontrolle des marcumarabhängigen sogenannten Quickwertes bzw. der INR (International Normalized Ratio) durch den Hausarzt. Bei einer Überdosierung können lebensgefährliche Blutungen auftreten und bei einer Unterdosierung besteht kein ausreichender Schutz vor Thrombosefolgeschäden bzw. einer erneuten Thrombose oder Thromboseverschlimmerung. Der Quick-Wert sollte zwischen 25% und 35% des Normalwertes betragen, bzw. der INR, der als Quotient ausgedrückt wird, zwischen 2,0 und 3,0 liegen.

In sehr seltenen Fällen kann sich aus einer Beinvenenthrombose eine Lungenembolie entwickeln, indem das Blutgerinnsel sich in den Beinen löst und über den venösen Blutweg bis in die Lunge gelangt. Dieses ist eine schwerwiegende Komplikation, die unbedingt intensivmedizinischer Behandlung bedarf. In seltenen Fällen kann eine Lungenembolie auch tödlich sein.

Über die mögliche Verletzung von Gefäßen und Nerven wurde in der Erläuterung des Operationsablaufes schon kurz eingegangen. In ca. 2% der Fälle stellt sich nach einer 3-fach Beckenosteotomie eine vorübergehende Schwäche oder Lähmung von Anteilen der Unterschenkel- und Fußmuskelen ein. Durch die Schwenkung der Pfanne kann es zu vermehrtem Zug am Ischiasnerv kommen. Ein sehr empfindlicher Teil des Ischiasnerv ist der Peronaealnerv, der für die Fuß- und Zehenhebung verantwortlich ist. Auch Taubheitsgefühl im Fußbereich mit schmerzhaften Mißempfindungen kann durch eine Schädigung bedingt sein. In ca. 50% der Fälle sind die Folgen dieser Nervenläsion bis zur Entfernung des Osteosynthesematerials, ca. 9 bis 12 Monate nach der Operation, wieder verschwunden. Unter diesen 2% Nervenstörungen sind überwiegend Patienten mit extremen Hüftdysplasien und sehr schwierigen Hüftgelenksverhältnissen.

Die Verletzung von größeren Gefäßen, die ein gefäßchirurgisches Eingreifen erforderlich macht, liegt deutlich unter 1%. Bei einem größeren Blutverlust kann es notwendig werden, zuvor gespendete Eigenblutkonserven, (dieses wird immer seltener durchgeführt) oder dass während der Operation für den s.g. cellsaver gesammelte Eigenblut zurückzugeben. Hier wird das Blut während der gesamten OP aufgefangen, direkt danach gereinigt und unmittelbar dann zurückgegeben. Selten besteht ein zwingender Grund Fremdblutkonserven zu transfundieren. Ein Restrisiko für übertragbare Infektionskrankheiten wie Hepatitis oder HIV kann nicht mit 100 %-iger Sicherheit ausgeschlossen werden, jedoch liegt das Risiko unter 1: 250.000.

Bei jeder Operation kann es zu oberflächlichen oder tiefen Infektionen kommen. Tiefe Wund- und Knocheneiterungen sind eine schwerwiegende Komplikation und müssen durch nochmalige Wunderöffnung, Wundspülung und eine hochdosierte Antibiotikagabe behandelt werden. Dieses ist ebenfalls extrem selten. Oberflächliche Wundheilungsstörungen mit einer Verzögerung der Wundheilung um wenige Tage treten in ungefähr 2% bis 5% der Fälle auf. Diese sind gut und schnell zu behandeln, so daß sich der Krankenhausaufenthalt dadurch kaum verlängert. Durch wichtige Wärmemaßnahmen während der OP kühlt der Patient weniger aus und das u.a. Infektionsrisiko reduziert sich deutlich.

Da das Sitzbein, Schambein, Darmbein und gelegendlich auch der körpernahe Oberschenkel durchtrennt werden muß, kann es nachfolgend zu Knochenheilungsverzögerungen und seltener auch zu einem Ausbleiben der Knochenheilung (Pseudarthrosen) kommen. Das Risiko dafür liegt bei ca. 5% und kommt bei jüngeren Patienten deutlich seltener vor als bei älteren Patienten. Hier beobachten wir auch einen sehr engen Zusammenhang mit der genauen Befolgung der Nachbehandlungsrichtlinien. Das Beckenskelett reagiert auf eine zu frühe Belastung sehr empfindlich und es können sich so Knochenheilungsstörungen einstellen.

Auch die Ernährungs- und Lebensgewohnheiten wirken sich auf die Knochenheilung aus. Eine ausgewogene vitamin- und mineralreiche Ernährung macht sich hier positiv bemerkbar. Wir beobachteten, daß bei Rauchern die Knochenheilung deutlich häufiger verzögert ist. Bleibt die Knochenheilung, beispielsweise im Schambeinbereich, aus, so kann es notwendig werden, in einem zweiten Eingriff eine Metallplatte einzubringen, um so die Osteotomie besonders fest zu fixieren und die Knochenheilung zu ermöglichen. Dieses ist jedoch nur in seltenen Fällen notwendig.

Durch die gewünschte Schwenkung der Hüftpfanne meist zur Seite und nach vorne wird für den Hüftkopf eine bessere Überdachung geschaffen und die Pfanne in eine normale Position gebracht. Viel seltener muss zurückgeschwenkt werden bei der s.g. Hüftpfannenretroversion, einer falschen Verdrehung der Pfanne mit zu deutlicher Überdachung der Hüftpfanne zur Seite und nach vorne, oft verbunden mit „zu tiefer" Pfanne (Protrusio Acetabuli) welches dann zum Hüftanschlagphänomen dem s.g. „Pincer Impingement" genannt, führt. Es kann sein, daß nach einer zu weiten klassischen Pfannenschwenkung bei klassischer Hüftdysplasie zur Seite und nach vorne ausgefallen, die Hüftbeugung etwas schlechter möglich ist, da der Oberschenkel etwas früher an den vorderen Pfannenrand „anschlagen" kann. Diese meist geringgradige Einschränkung der Beweglichkeit kommt jedoch selten vor und führt in der Regel kaum zu einer Beeinträchtigung. Ebenfalls kann es, bedingt durch die Pfannenschwenkung zur Seite, zu einer diskreten Beinverlängerung an diesem Bein kommen. Es handelt sich hierbei nur um einige Millimeter, die meist keinen Ausgleich bedürfen. Ausnahme können jedoch notwendige extreme Pfannenschwenkungen sein, die evt. zu Beinverlängerungen von 1 bis 2 cm führen.

Bei sehr schweren Hüftdysplasien und Subluxationen des Gelenkes kann es daher notwendig werden, eine intertrochantere Verkürzung des Oberschenkels begleitend durchzuführen. Diese Verkürzung verhindert zum einen, daß das Bein zu lang wird und zum anderen, daß der Druck auf den Hüftkopf nach Pfannenschwenkung zu groß ist, bzw. ermöglicht oft erst die erforderliche Schwenkung.

Wie schon während der Beschreibung des Operationsverfahrens erläutert, wird in das Darmbein und Schambein und ggf. auch in den Oberschenkelknochen Metall zur Fixation der Osteotomien eingebracht. In sehr seltenen Fällen kann das Metall in der Zwischenzeit bis zur geplanten Materialentfernung brechen oder sich lockern. Bei einem vorzeitigen Auftreten auf das operierte Bein vor Abschluß der Knochenheilung kann das Material unter der Belastung ausbrechen. Ein erneuter Eingriff wäre dann notwendig. Auch durch einen Sturz können sich die Osteotomien verschieben, dass Material sich lockern und ein Folgeeingriff notwendig werden. Die Materialentfernung kann nach 6 bis 12 Monaten durchgeführt werden. In seltenen Fällen kann es beim Zurückdrehen der langen Schrauben zum Abbruch im Bereich des Schraubengewindes kommen. Sollten diese Schrauben tief und zentral im Knochen liegen, so wäre eine Entfernung des Restgewindes gefährlich. Sollte eine Schraube tief im Knochen zurückbleiben, so macht dieses dem Patienten mit hoher Wahrscheinlichkeit keine Probleme. Bei über 95% aller Patienten kann das Material komplett und ohne jegliche Komplikationen entfernt werden.

Das angestrebte Behandlungsziel wird durch die 3-fach Beckenosteotomie in über 95% aller Fälle erreicht. Trotz jeglicher Sorgfalt und der hohen Spezialisierung auf dieses Operationsverfahren kann es dennoch sein, daß das gewünschte Korrekturergebnis nicht genau erreicht wird. Für das gute Gelingen der Operation und der Nachbehandlung ist auch die gute Mitarbeit des Patienten sehr wichtig. Die Empfehlungen zur Nachbehandlung sollten unbedingt umgesetzt und eingehalten werden. Operationen ohne jegliches Risiko durchzuführen ist nicht möglich, jedoch können heutzutage mögliche Komplikationen durch die stetige Weiterentwicklung in der Medizin deutlich besser bekämpft und behoben werden als früher.

6.3.2 Aufklärungsgespräch über die Narkose

Allgemeinnarkose bedeutet, daß sich der Körper in einem künstlichen, tiefen Schlaf befindet, bei dem die Schmerzempfindung und das Bewußtsein ausgeschaltet sind. Vor einer jeglichen Operation wird der Patient auch ausführlich über das Narkoseverfahren sowie die Risiken und Komplikationsmöglichkeiten durch eine Narkose aufgeklärt. Noch vor dem Aufklärungsgespräch mit dem Anästhesisten bekommen die Patienten Informationsbögen, die die verschiedenen Narkoseverfahren erläutern und in denen Fragen zu eventuell bestehenden Erkrankungen oder früher durchgeführten Operationen und Narkosen gestellt werden. Am Nachmittag vor der geplanten Operation oder bei einer ambulanten Vorstellung untersucht der Narkosearzt den Patienten und geht mit ihm zusammen den Narkose-Aufklärungbogen durch. Er erläutert dann die möglichen Narkose-verfahren und die jeweiligen Vorteile und Risiken für den Patienten. Ebenso wie für eine Operation muß auch für die Narkose vom Patienten eine Einwilligung schriftlich gegeben werden. Je nach Größe bzw. Dauer des Eingriffs können verschiedene Narkoseverfahren angewandt werden.

Dieses sind die Vollnarkose, zu der die Maskennarkose und die Intubationsnarkose zählen und die verschiedenen Verfahren der Regionalanästhesie.

Die Maskennarkose

Hier wird dem Patienten Sauerstoff und Lachgas über eine vor Nase und Mund gehaltene Maske vorgeführt. Das Narkosemittel wird über die Lunge resorbiert (aufgenommen) und versetzt den Körper in einen schlafähnlichen Zustand. Maskennarkosen eignen sich nur für relativ kurze und kleine Eingriffe bzw. für notwendige Gipsanlagen bei Kleinkindern, die noch nicht kooperativ mitarbeiten können.

Die Intubationsnarkose

Bei dieser Form der Vollnarkose wird ebenfalls Sauerstoff und ein Narkosegas über einen in die Luftröhre eingelegten Kunststoffschlauch gegeben. Am Schlauchende befindet sich ein kleiner aufblasbarer Ballon, der den Schlauch sichert und die Luftröhre nach oben hin abdichtet. Die Narkose wird vom Anästhesisten über ein Narkosegerät gesteuert. Je nach Tiefe der Narkose wird die komplette Atmung von dem Narkosegerät übernommen. Der Sauerstoff und Kohlendioxydgehalt der Ein- und Ausatemluft wird kontinuierlich gemessen und überprüft. Es gibt noch zahlreiche weitere Parameter, die zur Sicherheit des Patienten kontinuierlich überprüft werden, wie Blutdruck, Puls und EKG. Daneben gibt es, wie erwähnt, eine Reihe anderer Narkoseverfahren, bei denen andere Medikamente oder Kombinationen davon verwendet werden. Der Anästhesiest wählt jeweils das geeignete Verfahren aus.

Die Regionalanästhesie

Neben den beiden beschriebenen Verfahren der Vollnarkose, gibt es Verfahren zur Regionalanästhesie. Bei dieser Art der Betäubung wird ein Lokalanästhetikum über eine dünne Nadel in die unmittelbare Nähe von Nervenbahnen gespritzt. Durch dieses Medikament wird die Nervenleitung für kurze Zeit (mitunter für Stunden) unterbrochen. In der vom Nerv versorgten Körperregion wird kein Schmerz mehr empfunden. Bis das Lokalanästhetikum richtig wirkt, vergeht ein Zeitraum von 10 - 15 Minuten. Von der Art des Lokalanästhetikums und der applizierten Menge ist es abhängig, wie lange die Betäubung anhält.

Zur Betäubung der unteren Extremitäten werden die Spinal- oder die Periduralanästhesie eingesetzt. Bei beiden Regionalanästhesieverfahren wird dem entweder nach vorne gebeugt sitzenden oder in Seitenlage liegenden Patienten zwischen den Dornfortsätzen der Wirbelsäule eine sehr dünne Hohlnadel eingebracht. Dieses wird vor der Operation im Anästhesie-Einleitungsraum, der sich neben dem Operationsaal befindet, durchgeführt. Über diese Hohlnadel wird bei der Spinalanästhesie das Lokalanästhetikum in den Rückenmarks-Flüssigkeitsraum injiziert. In diesem Bereich liegt kein Rückenmark mehr vor, sondern nur noch einzelne Nervenstränge, die aus den verschiedenen Wirbelsäulenetagen austreten. Bei der Spinalanästhesie wird das Lokalanästhetikum meist nur einmal appliziert und wirkt dann über die gesamte Operationsdauer.

Bei der Peridural- oder Epidural-Anästhesie wird ebenfalls ein Lokalanästhetikum injiziert, jedoch nicht direkt in die Liquorflüssigkeit, sondern in einem kleinen, nur wenigen Millimeter breiten Raum, der sich vor dem Liquorraum befindet. Der Vorteil bei diesem Verfahren besteht darin, daß man einen sehr dünnen Kunststoffkatheter einbringen und diesen über mehrere Tage zum Nachspritzen liegenlassen kann, damit wiederholt ein Lokalanästhetikum injiziert werden kann. Nach Einlage des Katheters wird die Hohlnadel entfernt und der kleine Katheter sicher außen fixiert. Durch Nachspritzen eines Lokalanästhetikums kann so die Betäubung verlängert bzw. die nach der Operation auftretenden Schmerzen durch regelmäßige Gabe vermindert oder komplett aufgehoben werden. Bei vielen orthopädischen Eingriffen, wie auch der 3-fach-Beckenosteotomie, hat es sich bewährt, eine Kombination aus einer Intubationsnarkose mit Peridural-/Epiduralanästhesie unter Einlage eines kleinen Kunststoffkatheters zu verwenden. Sollten gegen eine Peridural-/Epiduralanästhesie keine Bedenken bestehen, wird dem Patienten dieses zusätzliche Betäubungsverfahren durch den Anästhesisten empfohlen.

Während der gesamten Operationszeit ist ein Anästhesist kontinuierlich beim Patienten und steuert nicht nur das Narkosegerät, sondern auch die notwendigen Infusionen oder auch Blut- oder Plasmatransfusionen. Die Aufbereitung des während der Operation abgesaugten Blutes aus dem Operationsgebiet in dem oben beschriebenen Cell-Saver und nachfolgender Rücktransfusion wird vom Anästhesisten unter Assistenz der Narkoseschwester oder des Narkosepflegers vorgenommen.

Auch bei Narkose und Regionalanästhesie bestehen wie bei der Operation, Risiken und Komplikationsmöglichkeiten. Komplikationen sind jedoch die Ausnahme. Die meisten Narkosen verlaufen bei Patienten aller Altersstufen vollkommen unauffällig. In sehr seltenen Fällen kann nach der Operation eine Heiserkeit auftreten. Beim Einführen des Beatmungsschlauches können in seltenen Fällen Zahn- oder Schleimhautschäden auftreten. Bleibende Nervenschäden durch die Spinal- oder Peridualanästhesie mit Lähmungserscheinungen oder Gefühlsstörungen sind sehr selten. Ebenfalls kann durch Lagerung der Arme während der Narkose ein Nervenschaden in vereinzelten Fällen auftreten. Regulationsstörungen des Herz-Kreislauf-Systems durch die Narkosemedikamente bzw. auch durch den während der Operation auftretenden Blutverlust werden durch die Gabe verschiedener Medikamente bzw. Infusionen oder Transfusionen vermieden bzw. sofort therapiert. Nach einer Spinalanästhesie oder Peridualanästhesie kann es nach der Operation in seltenen Fällen zu Kopfschmerzen kommen. In den letzten Jahren werden speziell geschliffene Hohlnadeln verwandt, so daß Kopfschmerzen nach der Operation nur noch in Einzelfällen vorkommen.

Bei längeren Operationen ist es notwendig, einen Katheter in die Harnblase zu legen, um auch während der Operation Urin ableiten zu können. Hierdurch ist eine zusätzliche Kontrolle des Kreislaufs und des Nierensystems möglich. Der Blasenkatheter wird bei großen Operationen wie der 3-fach-Beckenosteotomie in der Regel einige Tage belassen, da nach dieser Operation mit dem begleitenden Peridural-Anästhesieverfahren vorübergehende Harnentleerungsstörungen auftreten können. Auch nach Entfernung des Blasenkatheters kann es zu kurzfristigen, aber schnell vorübergehenden Blasenentleerungsstörungen kommen.

Infektionen der Hohlnadeleinstichstelle über der Lendenwirbelsäule oder Infektionen des in den Periduralraum eingelegten Periduralkatheters sind extrem selten. Infektionen der Harnblase nach Katheteranlage treten manchmal auf, verlaufen aber in der Regel durch kurzzeitige Antibiotikagabe vollkommen problemlos.

6.4 Von der Operation bis zur Entlassung aus dem Krankenhaus

Um die Schmerzen nach der Operation weitgehend zu beseitigen, bekommen die Patienten regelmäßig Schmerzmedikamente. Neben einer regelmäßigen Gabe eines Schmerzmedikamentes über den Periduralkatheter durch die Narkoseärzte, die dazu auf die Station kommen, können darüber hinaus auch bei Bedarf orale Schmerzmedikamente geben werden. Der Schmerzmittelbedarf läßt nach 2 bis 3 Tagen schon deulich nach. Im Anschluß an die Operation sowie in den ersten Tagen danach wird regelmäßig eine Blutuntersuchung durchgeführt. Bei einem niedrigen Hämoglobinwert (roter Blutfarbstoff) kann ggf. noch die Transfusion des Eigenblutes notwendig werden. Am 3. bis 5. Tag nach der Operation wird der Periduralkatheter nach einer erneuten Blutgerinnungskontrolle durch den Narkosearzt entfernt.

Wie schon erwähnt, handelt es sich bei einer 3-fach-Beckenosteotomie um einen operativen Eingriff mit einem hohen Thromboserisiko. Um das persönliche Thromboserisiko zu senken empfehlen wir, neben der niedermolekularen Heparinspritze möglichst frühzeitig die Füße zu bewegen und die Wadenmuskulatur anzuspannen. Am einfachsten läßt sich dieses bewerkstelligen, indem man die Zehen hoch in Richtung Kopf zieht und nachfolgend wieder weit vom Körper wegstreckt.

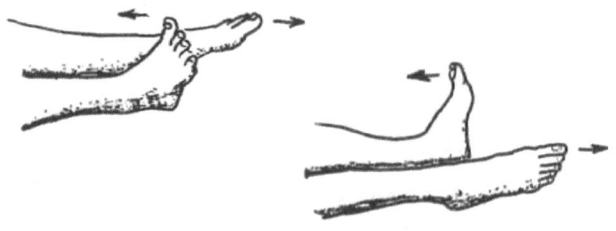

Abb. 34: Bewegen der Füße als „Wadenpumpe" zur Vorbeugung einer Thrombose

Dieses ist, wie auch das kurzfristige Anheben der Kniekehle von der Bettunterlage, anfänglich noch beschwerlich, wird sich jedoch in den nächsten Tagen nach der Operation deutlich leichter ausführen lassen. Bei der Umsetzung dieser Anspannungsübungen wird eine Krankengymnastin/ Krankengymnast dem Patienten Anleitung geben und auch die Grenzen des anfänglichen Bewegungsausmaßes aufzeigen.

Um das „Wundwasser" abzuleiten, werden zum Schluß der Operation zwei oder drei kleine Kunststoff-Schläuche (Redon-Drainagen) aus der Haut im Operationsgebiet ausgeleitet. Diese werden am zweiten bzw. dritten Tag nach der Operation vom Stationsarzt entfernt und ein Verbandswechsel aller drei Wunden durchgeführt. Der Patient wird schon vom Arzt und der Krankenschwester/Pfleger dazu kurzzeitig auf die nicht operierte Seite gedreht.

Nach 5 bis 6 Tagen erfolgt die Remobilisation aus dem Krankenbett unter Hilfe der Physiotherapeuten. Zunächst muß sich der Kreislauf wieder an die aufrechte Haltung gewöhnen, so daß ein kurzfristiges „Schwarzwerden vor Augen" keine Seltenheit ist. Am ersten Tag der Mobilisation reicht es zuerst einmal, nur vor dem Bett zu stehen. Patienten, die Kreilaufschwierigkeiten haben, können einige Tropfen eines Medikamentes zur Kreislaufstabilisierung verabreicht werden. Es ist anfänglich gar nicht so einfach, an einem Gehwagen unter vollständiger Entlastung der operierten Seite einige Schritte zu laufen. Es wird sich jedoch von Tag zu Tag bessern, so daß unter krankengymnastischer Anleitung schnell auf Unterarmgehstützen übergegangen werden kann.

Bei bisher unauffälliger Wundheilung erfolgt im Regelfall alle zwei Tage eine Wundkontrolle durch die Stationsärzte und nach abgeschlossener Wundheilung am 11. bis 12. Tag nach der Operation die Entfernung der Hautfäden. Bis dahin hat es der überwiegende Anteil der Patienten erlernt, selbständig an zwei Unterarmgehstützen zu laufen. Die Entlassung aus der stationären Behandlung erfolgt um den 14. Tag, wenn der Patient selbständig, natürlich unter vollständiger Entlastung der operierten Seite, an Unterarmgehstützen eine Treppe steigen kann.

6.5 Der Zeitraum von der Entlassung bis zum Belastungsaufbau

Der Heimtransport aus dem Krankenhaus erfolgt in aller Regel mit einem Krankentransportwagen liegend. Die Verordnung für diesen Krankentransport erfolgt von der Station aus. Um nach der Entlassung aus der stationären Behandlung zu Hause zurecht zu kommen, bedarf es einiger organisatorischer Vorbereitungen.

Man muß bedenken, daß man sich mindestens 12 Wochen lang nicht selbst hauswirtschaftlich versorgen kann. Die Versorgung eigener Klein- und Schulkinder ist selbständig nicht möglich. Hier bedarf es, vor der Operation einer besonderen Planung. Alleinstehende Patienten sollten sicherstellen, daß aus dem Verwandten- bzw. Freundeskreis jemand für sie einkauft, oder die Krankenkasse eventuelle Kosten für „Essen auf Rädern" übernimmt. Ein großer Teil der alleinstehenden noch jüngeren Patienten zieht für die Dauer bis zur Vollbelastung wieder zu den Eltern.

Bei Hausfrauen bzw.- männern, die ein oder mehrere Kinder haben, die jünger als 10 Jahre sind, wird im Regelfall von der Krankenkasse eine Kinderbetreuung bzw. hauswirtschaftliche Hilfe übernommen. Dieses ist jedoch von Krankenkasse zu Krankenkasse unterschiedlich und muß unbedingt im Vorfeld abgeklärt werden. Zu empfehlen ist auch, daß sich die Lebenspartner im Anschluß an die Entlassung ihrer Partnerin/Partner aus der stationären Behandlung Urlaub nehmen. Bei ein oder mehreren Kindern unter dem 10. Lebensjahr ist es in manchen Fällen auch möglich, daß z.B. die Ehemänner von ihrer Arbeitsstelle freigestellt werden und die Entlohnung für diese Zeit von der Krankenkasse übernommen wird.

Neben der erforderlichen Entlastung des Hüftgelenkes für ca. 12 bis 14 Wochen sollte für diesen Zeitraum auch auf Geschlechtsverkehr, der im allgemeinen mit vermehrter Belastung des Beckens verbunden ist, verzichtet werden. Eine zu große und zu frühe Belastung des Beckenskeletts führt zu Knochenheilungsstörungen und Pseudarthrosen (Falschgelenkbildung).

Besonders bei jungen Müttern mit kleineren Kindern besteht eine sehr große Gefahr, sich in den ersten Wochen nach der Operation selbst zu überschätzen und so das Operationsergebnis allzu schnell zu gefährden. Was macht man beispielsweise, wenn das eigene Kleinkind weint und man es auf den Arm nehmen möchte? Jedes vorzeitige Auftreten auf das Bein der operierten Beckenhälfte kann zu einem Verschieben der geschwenkten Pfanne und zu Knochenheilungsstörungen führen. Bis zur 6. Woche nach der Operation sollte man sich überwiegend noch schonen. Das operierte Hüftgelenk darf für die Dauer von mindestens 6 Wochen nicht mehr als 60° gebeugt werden. Ein normales Sitzen auf einem Stuhl ist daher für diese Zeit verboten.

Das Aufstehen aus einem normalen Bett ist, ohne das Hüftgelenk über 60° zu beugen, nicht möglich. Daher wird schon vom Krankenhaus aus ggf. ein Krankenbett leihweise für die Dauer von 12 Wochen rezeptiert. Die Kostenübernahme muß auch im Vorfeld mit der Krankenkasse abgeklärt werden. Dieses Krankenbett ist deutlich höher als ein normales Bett und man kann ohne eine zu starke Hüftbeugung (über 60°) selbständig aus dem Bett aufstehen. In manchen Wohnungen ist es nicht möglich, ein Krankenhausbett unterzubringen (z.B. Wendeltreppe, Dachgeschoßwohnung). Hier kann auch durch einige große Hohlblocksteine aus dem Baumarkt das eigene Bett durch Unterlegen der Steine ausreichend erhöht werden. Wichtig ist jedoch, daß das Bett ausreichend sicher auf diesen Steinen steht und es nicht beim Aufstehen wegrutscht. Bei der Frage nach der für den Patienten erforderlichen Höhe des Bettes geben die Stationsärzte gerne Auskunft.

Nach ca. 6 Wochen wird ein Röntgenbild des Beckens zur Verlaufskontrolle vom Heimatorthopäden aus angefertigt. Um in die Praxis zu gelangen, muß bei guter Mobilisation und Vorhandensein eines geräumigen Pkw's kein Liegendtransport organisiert werden. Bei zurückgestelltem Beifahrersitz ist eine ausreichende Positionierung mit nicht zu starker Hüftbeugung für die meist kurze Strecke zum Orthopäden möglich. In besonderen Fällen muß auch hier ein Krankentransport erfolgen, der mit dem Heimatorthopäden im Vorfeld abgesprochen wird.

Das angefertigte Röntgenbild sollte direkt zu Händen des betreuenden Stationsarztes auf die Krankenstation geschickt werden. Die Stationsärzte werden das Röntgenbild mit den direkt nach der Operation angefertigten Röntgenaufnahmen vergleichen und beurteilen, ob es sich um eine zeitgerechte Knochenheilung handelt und ob die eingebrachten Schrauben und Drähte in unveränderter Position liegen. Die Patientendaten sowie das Operationsdatum sind neben einer Telefonnummer, unter der der Patient erreichbar ist, in einem kurzen Begleitschreiben anzugeben, um einen direkten Rückruf zu ermöglichen. Telefonisch erfahren die Patienten dann vom Stationsarzt, inwiefern die weitere Mobilisation fortschreiten kann.

Bei regelrechtem Verlauf und zeitgerechter beginnender Knochenheilung dürfen die Patienten zunehmend wieder das Hüftgelenk auf 90° beugen und auf normalen Stühlen sitzen. Das Bein des operierten Hüftgelenkes ist weiterhin vollständig zu entlasten und die Thromboseprophylaxe mit der Spritze ins Unterhautfettgewebe bzw. bei einigen Patienten die Einnahme von Marcumar-Tabletten fortzuführen. Die Thromboseprophylaxestrümpfe müssen weiterhin getragen werden.

Auch von der 6. bis zur 12. Woche nach der Operation ist nur eigenaktive Krankengymnastik erlaubt (s. Kapitel 6.6). Eine krankengymnastische Übungsbehandlung durch einen Krankengymnasten sollte unbedingt noch vermieden werden, da gerade bei diesem großen Beckeneingriff eine zu frühe und intensive Übungsbehandlung zu Knochenheilungsstörungen führt. Einen Termin zur erneuten Vorstellung in der Klinik haben die Patienten bereits bei der Entlassung aus der stationären Behandlung erhalten. Dieser liegt ca. 12 Wochen nach der Operation. Neben der ambulanten Untersuchung erfolgt eine erneute Röntgenkontrolle, ob die Osteotomien soweit knöchern verheilt sind, daß mit einem Belastungsaufbau begonnen werden kann. Ist dieses der Fall, so kann in der Regel im Verlauf weiterer 2 bis 4 Wochen mit einem schrittweisen Belastungsaufbau begonnen werden. Bei einigen Patienten verzögert sich die knöcherne Heilung, so daß die Entlastung um einige Wochen verlängert werden muß.

Bei einem regelrechten Verlauf und zeitgerechtem Belastungsaufbau kann die Weiterbehandlung durch den Heimatorthopäden geschehen. Sind Darm-, Sitz- und Schambein fest zusammengewachsen, kann mit einem intensiven krankengymnastischen Muskelaufbauprogramm begonnen werden. Einige Krankenkassen übernehmen hierzu die Kosten einer erweiterten ambulanten Physiotherapie (EAP). Hier handelt es sich um eine ambulante Rehabilitationsmaßnahme in speziellen krankengymnastischen Zentren. Dabei erfolgt eine intensive Übungsbehandlung mit 5 bis 6 Therapieeinheiten pro Woche, jeweils für die Dauer von einigen Stunden.

Um wieder richtig körperlich fit zu sein und dann beschwerdefrei laufen zu können, bedarf es sicherlich einer Dauer von 5 bis 6 Monaten.

6.6 Die eigenaktive Übungsbehandlung

Die Patienten erlernen unter Anleitung der Krankengymnastin neben der Remobilisation im Rahmen des stationären Aufenthaltes auch ein Muskelkräftigungsprogramm. In den ersten 12 Wochen nach der Operation sollte keine krankengymnastische Übungsbehandlung verordnet und nur die im Krankenhaus erlernten Übungen eigenaktiv umgesetzt werden. Eigene Übungsbehandlungen in den ersten 12 Wochen nach der Operation dienen zur Kräftigung der Muskulatur und Förderung der Durchblutung des Beines. Es soll keine Übungsbehandlung zur Steigerung der Beweglichkeit des Hüftgelenkes erfolgen, da ansonsten das Risiko deutlich zunimmt, daß die Osteotomien nicht zeitgerecht verheilen.

Neben den schon in den ersten Tagen nach der Operation erlernten Anspannungsübungen sollte ab dem 2. oder 3. Tag nach der Operation versucht werden, das operierte Bein in seiner gesamten Länge nach innen zu drehen. Mit dieser Übung wird der schon in Kapitel 2 beschriebene Glutaeus medius Muskel, der neben der Abspreizung des Beines auch die Innendrehung bewirkt, trainiert. Diese Übungen sollte einige Dutzend Male am Tag durchgeführt werden und bei zeitgerechter knöcherner Heilung ab der 6. Woche intensiviert werden. Gegen

Ende des stationären Aufenthaltes kann versucht werden, das operierte Bein für ca. 20° an- und abzuspreizen. Auch die Hüftbeugung, d.h. das Anheben der Kniekehle von der Bettunterlage, ist schon erlaubt. Hierbei muß bedacht werden, daß keine Hüftbeugung über 60° für die Dauer von mindestens 6 Wochen erfolgen darf. Die Übungen sind anfänglich, bedingt durch den Wundschmerz, noch erschwert, lassen sich aber nach 1 - 2 Wochen schon weitgehend schmerzfrei selbst umsetzen.

6.7 Die Materialentfernung

Die Materialentfernung sollte nicht vor Ablauf von 6 Monaten erfolgen. In Ausnahmefällen, beispielsweise bei der Lockerung eines Drahtes oder einer Schraube mit daraus resultierendem Druckschmerz, kann jedoch eine vorzeitige Materialentfernung erforderlich werden. Dies ist jedoch die Ausnahme. Zur Entfernung der eingebrachten Schrauben und Drähte erfolgt eine stationäre Aufnahme für die Dauer von ungefähr einer Woche.

Im Vorfeld, ca. 12 Wochen vor der geplanten Materialentfernung, sollte eine Röntgenkontrolle erfolgen, ob die Osteotomien zur Materialentfernung vollkommen knöchern verheilt sind. Zur Operation wird ein Teil der Darmbein- und Schambeinnarbe eröffnet. Die Narbe über dem Gesäß muß nicht erneut eröffnet werden, da das Sitzbein, wie schon oben erwähnt, nicht verschraubt wurde. In den überwiegenden Fällen ist nach der Operation eine Vollbelastung sofort wieder möglich. Zur Sicherheit sollten jedoch die Unterarmgehstützen wieder mit ins Krankenhaus gebracht werden, um währen der ersten Tage bis zur Wundheilung die operierte Seite noch etwas zu schonen. Die Hautfäden können, bei zeitgerechter Heilung der Wunden, vom behandelnden Arzt am Heimatort nach 11 bis 12 Tagen wieder entfernt werden. Nach ca. 2 Wochen ist die allgemeine Arbeitsfähigkeit wieder erreicht.

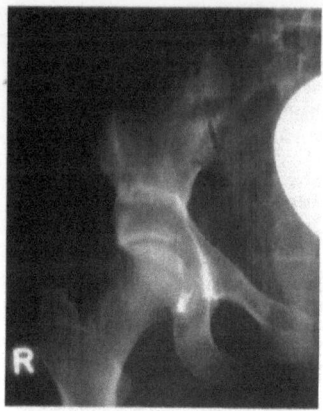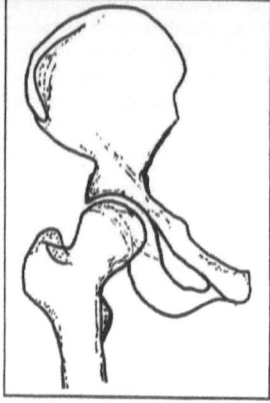

Abb. 35 und 36: Röntgenbild und Zeichnung eines rechten Hüftgelenkes mit verheilten Osteotomien 12 Monate nach der Tripleosteotomie. Das Metall wurde bereits entfernt.

7. Hüftendoprothetik bei Hüftdysplasie

Sollte das Hüftgelenk verschlissen und somit Hüftkopf und Pfanne nicht mehr mit Gelenkknorpel überzogen sein, kann eine gelenkerhaltende Operation an der Hüfte zu keiner ausreichenden Beschwerdereduktion und Bewegungsverbesserung mehr führen. Mit Medikamenten, physikalischer- und physiotherapeutischer Behandlung ist dann oft nur eine begrenzte Linderung zu erzielen, die mit zunehmendem Verschleiß immer aussichtsloser wird.

Gerade die Hüftdysplasie führt unbehandelt im Laufe der Jahre zu einem vorzeitigen Verschleiß des Hüftgelenkes (Dysplasie-Coxarthrose). Dabei ist es entscheidend, daß neben dem Dysplasie-Schweregrad auch das Körpergewicht von enormer Bedeutung ist (s. S.18-20). Deutliches Übergewicht und extreme körperliche Überlastung über viele Jahre schädigen besonders ein dysplastisches Hüftgelenk und führen vorzeitig zur Abnutzung. Mit der Hüft-Totalendoprothese (Hüft-TEP) kann das zerstörte Hüftgelenk ersetzt und damit ein schmerzfreies Laufen wieder erreicht werden.

Die Endoprothese ist in Funktion und Aufbau dem menschlichen Hüftgelenk nachempfunden. Die einzelnen Komponenten, aus denen eine Hüft-TEP aufgebaut ist, sind Prothesenschaft, -kopf, und –pfanne.

Die künstliche Hüftpfanne (s. Abb. 32b) ersetzt die abgenutzte natürliche Gelenkpfanne im Beckenknochen und wird, nachdem während der Operation der verschlissene Hüftkopf entfernt wurde (s. Abb. 32a), im Becken verankert.

Im Anschluß wird der Prothesenschaft in die Markhöhle des Oberschenkelknochens eingebracht (s. Abb. 32c).

Der Prothesenkopf wird auf den Schaft aufgesteckt (s. Abb. 32d) und gleitet in der Pfanne im Sinne eines Kugelgelenkes.

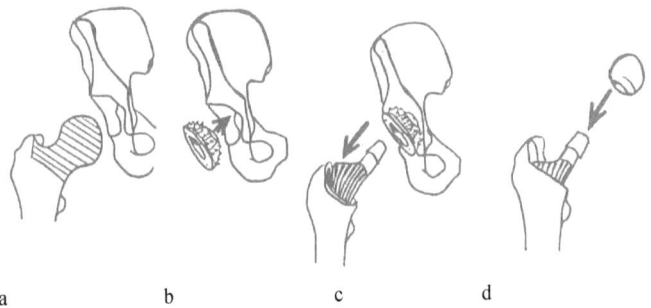

a   b   c   d

Abb. 37a-d: Hüft-TEP Operationsverlauf

Gerade bei einer Dysplasie-Coxarthrose mit einer sehr steilstehenden Pfanne (s. Abb. 6) bestehen besondere Anforderungen an die zu verankernden Hüftprothesenkomponenten, da die anatomischen Bedingungen teilweise erheblich von der Norm abweichen. Auch die Erfahrung des Operateurs mit diesen schwierigen Grundvoraussetzungen und komplizierter Fixation der Prothese im Knochen ist von entscheidender Bedeutung und wirkt sich auf den Erfolg der Operation, die gute Funktion des Gelenkes und die langfristige Haltbarkeit der Prothese aus.

Ständige Nachuntersuchungen und Langzeitkontrollen haben zu einer Verbesserung der Operationsmethode und der verwendeten Materialien geführt, die letztendlich zu großen Fortschritten in der Hüftgelenks-Endoprothetik und damit besseren Langzeitergebnissen mit mehr Lebensqualität geführt haben.

Doch die Risiken einer solchen Operation dürfen nicht unerwähnt bleiben, so daß trotz großer Spezialisierung der Ärzte ein Restrisiko für z.B. Thrombosen, Blutungen, Gefäß- und Nervenverletzungen, Entzündungen, Auskugelung des künstlichen Hüftgelenkes, Knochenbruch und vorzeitige Prothesenlockerung bleibt. In den überwiegenden Fällen mit ca. 95 % führt eine Hüftgelenks-Totalendoprothesen-Implantation zu deutlicher Beschwerde- und Funktionsverbesserung.

Spezialkliniken mit großer Erfahrung zur operativen Versorgung von Patienten mit Dysplasiecoxarthrose halten ein umfangreiches Prothesenlager mit großer Implantatvielfalt zur optimalen Behandlung vor.

Vor der Operation wird anhand der Röntgenaufnahmen vom Operateur der Eingriff geplant und aus zahlreichen verfügbaren Prothesenvariationen die optimalen und paßgenauen Implantate ausgewählt. Dabei wird den individuellen Bedürfnissen optimal Rechnung getragen und die Hüftgelenksprothese dem Träger angepaßt und nicht etwa umgekehrt. In seltenen Fällen muß während der Operation aufgrund spezieller anatomischer Verhältnisse auf ein anderes Prothesenmodell zurückgegriffen werden, welches dann ein besseres Operationsergebnis erwarten lässt.

Der Operationsverlauf:

Die Hüftgelenks-Totalendoprothesenimplantation kann in Teil- oder Vollnarkose durchgeführt werden. Die jeweils optimale Narkoseform (s. Kapitel 6.3.2) wird vor der Operation ausführlich mit dem Anästhesisten besprochen. Die Operationszeit beträgt in den überwiegenden Fällen zwischen 1 und 2 Stunden. Bei schwerer Dysplasie-Coxarthrose kann auch eine Operationszeit von 3 - 4 Stunden erforderlich sein. Der Eingriff wird über einen ca. 10 cm langen Hautschnitt an der Außenseite des Oberschenkels im oberen Drittel vorgenommen. Auch minimalinvasiv (MIC), ohne jegliche Muskelablösung ist die OP bei Dysplasiecoarthrose in der Hand des erfahrenen Operateurs möglich. Der Hautschnitt kann leicht gebogen sein und liegt je nach Zugangsverfahren jeweils weiter vorne seitlich oder hinten seitlich. Bei der Implantation der Prothesen muß man drei verschiedene Implantationsverfahren unterscheiden:

1. Die komplett zementfrei fixierte Prothese (Abb. 33a), bei der sowohl die Hüftpfanne, als auch der Prothesenschaft zementlos im Knochen verankert werden. Die Fixierung erfolgt beim Prothesenschaft durch Verklemmen. Zur langfristigen Fixierung wird vom Körper neugebildeter Knochen auf der Prothesenoberfläche im Verlauf mehrerer Monate fest anwachsen. Die Hüftgelenkspfanne wird entweder in das Pfannenlager eingeschlagen oder wie eine überdimensionierte Schraube eingeschraubt. Bei der komplett zementfrei fixierten Prothese hat sich als besonders körperfreundliches Material Titan bewährt.

2. Die Hybrid-Hüftgelenksendoprothese (Abb. 33b): Hierbei wird in der Regel die Pfanne zementlos und der Prothesenschaft mit Knochenzement (einem schnell härtenden Spezialkunststoff) im Knochen verankert. Bei der anderen, selteneren Variante der Hybrid-Hüft-TEP wird die Pfanne zementiert und der Schaft zementfrei fixiert.

3. Die komplett zementierte Hüftprothese (Abb. 33c): Bei diesem Prothesentyp erfolgt die Fixierung von Hüftpfanne und Schaft mit Zement. Die Prothesenkomponenten sind nach dem Aushärten des Knochenzementes, was etwa 12 Minuten dauert, fest implantiert.

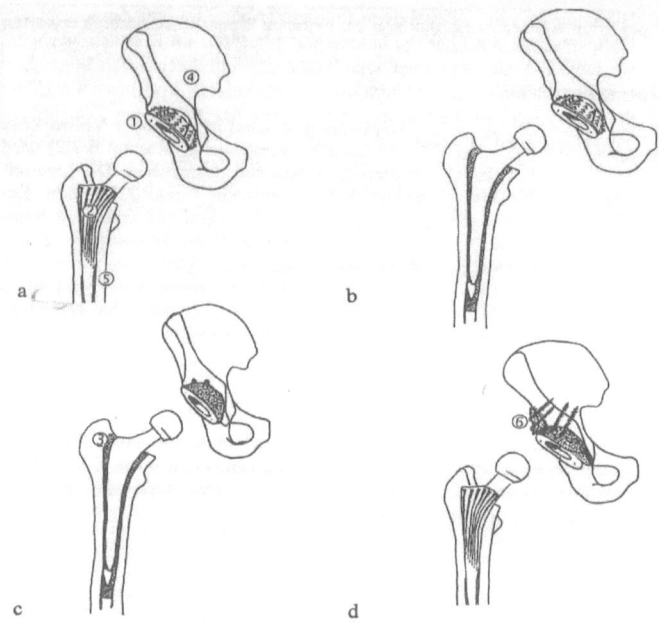

Abb. 38a-d: a: zementfreier Schaft und Pfanne, b: Hybrid-Endopothese, c: zementierter Schaft und Pfanne, d: Pfannenstützschale mit Knochenplastik, zementfreier Schaft. (1) Prothesenpfanne, (2)Prothesenschaft, (3)Knochenzement, (4)Beckenknochen, (5)Oberschenkelschaft, (6)Knochenplastik

Es ist nicht so, daß der zementfreie oder der zementierte Prothesentyp bzw. die Hybrid-Endoprothese die bessere oder schlechtere Lösung ist. Die Fixation der Prothese muß idividuellen Bedürfnissen angepaßt werden. Dieses kann bedeuten, daß eine vollzementierte Prothese im Einzelfall besser ist als eine zementlos eingebrachte Prothese, selbstverständlich kann dieses auch umgekehrt gelten. In der Regel gilt, je jünger der Patient, desto eher komplett zementfreie Versorgung.

Bei einer schweren Dysplasie-Coxarthrose mit sehr steilstehender und kurzer Pfanne ist die Fixierung der Pfannenkomponente oft erheblich erschwert. Um die Pfanne im Becken verankern zu können, ist es daher manchmal nötig, Knochen an den äußeren eigenen Hüftpfannenrand anzuschrauben, um somit ein besseres „Fundament" zur Implantation der künstlichen Pfanne bieten zu können.

Als Knochentransplantat steht beim Hüftprothesen-Primäreinbau der eigene Hüftkopf des Patienten zur Verfügung. Der Hüftkopf wird vom Operateur, falls zur Eigentransplantation erforderlich, entsprechend zugeschnitten und mit Schrauben am Becken in entsprechender Position befestigt („Knochenplastik", Abb. 33d). Sollte, wie beispielsweise bei einer Hüftprothesen-Wechseloperation, nicht ausreichend körpereigener Knochen vorhanden sein, so kann es bei der Operation erforderlich werden, fremdes Knochenmaterial (aus einer Knochenbank) hinzuzufügen.

Nach der Operation:

Schon am ersten Tag erfolgt eine erste Mobilisation auf die Bettkante und eventuell auch vor das Krankenhausbett. Am 2. Tag nach der Operation werden ein erster Verbandwechsel durchgeführt und die Wunddrainageschläuche in der Regel entfernt.

Unter krankengymnastischer Anleitung erfolgt nun die Remobilisation und Gangschulung an Unterarmgehstützen und ein Muskeltraining. Bei zementfrei eingebrachten Prothesenkomponenten und Knochentransplantationen kann eine mehrwöchige Entlastung des operierten Beines erforderlich sein.

Als Hybrid-Prothese oder vollkommen zementiert eingebrachte Prothese ist eine anfängliche Teilbelastung und nach kurzer Zeit auch Vollbelastung an Unterarmgehstützen möglich. Je nach Grundvoraussetzung und implantiertem Prothesentyp ist eine individuelle Nachbehandlung erforderlich. Diese wird vom Operateur entsprechend der Gegebenheiten festgelegt. Der Krankenhausaufenthalt zur Hüftprothesenimplantation liegt durchschnittlich bei zwei Wochen. Im Anschluß ist bei den überwiegenden Patienten eine stationäre oder auch ambulante Rehabilitationsbehandlung zu empfehlen.

Folgendes Verhalten ist nach einer Hüft-TEP Implantation zu empfehlen: Abbau von deutlichem Übergewicht, keine stärkeren axialen Sprung- oder Stauchungsbelastungen, möglichst Vermeidung von sogenannten „Stop-and-Go"-Sportarten (z. b. Fußball, Tennis, Badminton, Squash, Handball.....), nicht mit überkreuzten Beinen sitzen, die Auswahl geeigneten Schuhwerks (möglichst keine Stöckelschuhe), möglichst keine schweren Gegenstände tragen, nicht in der tiefen Hocke sitzen bzw. sich nicht auf die Knie kauern. Bei minimalinvasiv implantierten Hüftprothesen, z.B. über einen direkten vorderen OP-Zugang (DAA Technik) ohne dass Muskeln während der Operation abgelöst werden mussten, kann auch nach der Operation eine Größere Sicherheit vor einer ungewollten Prothesenaus-kugelung bestehen und mehr Bewegungsfreiheit für den Patienten auf Dauer vor-liegen.

Das richtige Verhalten mit einer Hüftgelenks-Totalendoprothese wird im Rah-men der Rehabilitationsbehandlung unter physiotherapeutischer Anleitung aus-führlich erlernt.

Die Haltbarkeit einer Prothese ist von vielen Variablen, wie z.B. den anatomi-schen Grundvoraussetzungen, dem Alter des Patienten, der Erfahrung des Ope-rateurs, der verwendeten Prothesenmodelle und vom Verlauf der Operation ab-hängig und läßt nur eine statistische Aussage zur Haltbarkeit der Hüft-TEP zu. Anhand umfangreicher Nachuntersuchungen konnte eine statistische „Überle-benskurve" nach Hüftprotheseneinbau erstellt werden. Hiernach beträgt die Halt-barkeit bei ca. 90% der Patienten 10 Jahre, bei ca. 80% der Patienten 15 Jahre und bei vielen auch 20 Jahre und länger. Eine individuelle Prognose, wie lange die implantierte Hüft-TEP halten wird, kann nicht gegeben werden.

Durch die Verwendung moderner, muskelschonender minimalinvasiver Implan-tationstechniken kann die Muskelfunktion nach einer Prothesenimplantation ggf. besser sein und mit weiterentwickelten, sich aber bereits bewährten Hüftge-lenks-Endoprothesen ist in der Zukunft von längeren „Überlebensraten" der Hüftprothesen auszugehen.

Das Entscheidende und wichtigste für das Gelingen einer Hüftprothesenimplan-tation, gerade bei schwerer Dysplasiecoxarthrose, bzw. nach einer bereits durch-geführten Tripleosteotomie oder anderen Voroperation, ist jedoch die Erfahrung des Operateurs mit der Implantation bei deutlichen Fehlstellungen.

8. Ergebnisse nach 3-facher Beckenosteotomie

Viele Betroffene, die in unserer Hüftdysplasiesprechstunde kommen, berichten, dass sie sich mit Hilfe des Internets schon sehr umfangreich über die persönlichen Erfahrungen anderer Betroffener zur Hüftdysplasie und 3-fachen Beckenosteotomie informieren konnten. Fast alle Hüftdysplasiepatienten berichten, dass Ihnen nicht bewusst war, wie viele andere Menschen an dieser Erkrankung leiden und das gleiche Schicksal mit Ihnen somit teilen. Durch die Möglichkeit sich als medizinische Laie schnell von zu Hause aus über viele, auch seltenere Erkrankungen, zu informieren und verschiedene Behandlungsmethoden durch persönliche Beschreibungen kennen zu lernen, tauchen oft auch weitere Fragen, manchmal Ängste und Befürchtungen bei den recherchierenden auf.

Zum einen liegt in der breiten Möglichkeit der Recherche ein Vorteil und man muss den vielen, meist selbst betroffenen, die diese Internetplattform erstellt haben, für die Mühe und den enormen persönlichen Einsatz sehr danken. Zum anderen sind viele Betroffene auch etwas „erschlagen" und verängstigt anlässlich der oft sehr ergreifenden persönlichen Einzelschicksalsverläufe. Jede Hüftsituation ist für sich ein unterschiedlicher Einzelfall. Es gibt, wie bei einem Fingerabdruck, keine zwei identischen Hüftsituationen, jede ist individuell und daher schwer vergleichbar. Auch muss man bedenken, dass im Laufe der Zeit im Internet eine sogenannte „Negativselektion" an Präsenz überhand gewinnt.

Patienten, die nach erfolgter 3-fach Beckenosteotomie bei Hüftdysplasie mit dem Operationsergebnis zufrieden sind, keine oder kaum noch Schmerzen mehr haben und ihrem normalen Leben wieder nachgehen können, finden sich deutlich seltener im Chat ein und berichten somit seltener über ihre positiven persönlichen Verläufe. Die Patienten werden im Gegensatz zu Patienten, die sehr problematische Hüftsituationen, oft mehrfache, nicht erfolgreiche Voroperationen hinter sich haben und chronische Schmerzen behalten, erheblich seltener an die Operation und ihre Erkrankung erinnert. Manche wollen auch gar nicht mehr an die schmerzhafte Zeit vor der Operation erinnert werden.

Die objektive Bewertung der geschilderten Erfahrung ist somit durch den unerfahrenen Laien praktisch nicht möglich. Viele Betroffene haben diese Problematik in unseren Sprechstunden ausführlich geschildert. Wir haben daher persönliche Operationsergebnisse nach 3-fach Beckenosteotomie zusammengestellt und veröffentlichen diese um auch dem medizinischen betroffenen Laien zu ermöglich, eine etwas objektivere Ergebniseinschätzung und Verlauf von der Operation und den Operationsergebnissen im Gegensatz zu den meist subjektiven Einzeldarstellungen aus dem Internet zu bekommen.

Nachfolgende Operationsergebnisse der 3-fach Beckenosteotomie in der Methode nach Tönnis und Kalchschmidt, die aus den Jahren 2003 und 2004 operiert wurden.

Um diese Ergebnisse mit anderen Nachuntersuchungen vergleichen zu können, wurden ähnliche Einflusskriterien zum Vergleich der Kollektive genommen. Es handelt sich hier um eine Nachuntersuchung zum Vergleich aus der Orthopädischen Klinik des Klinikums Dortmund durchgeführt von Dr. Axel Küpper (jetziger Oberarzt des Westfälischen Gelenk- und Endoprothesenzentrums-Klinik für Orthopädie am Evangelischen Krankenhaus Unna).

Es handelt sich um eine Promotionsarbeit von Dr. Küpper über die Universität Gießen aus dem Jahre 2003. Die Einschlusskriterien bedeuteten, dass die Hüftgelenke der Patienten ohne Arthrose bzw. nur mit beginnender Dysplasiearthrose (Arthrosegrad 0 oder 1) und nicht verrenkte (nicht subluxierte) Hüftgelenke in die Nachbeurteilung einbezogen wurden.

In unserer Untersuchung von 2003 und 2004 konnten eine ähnliche Patientenzahl d.h. 51 operierte Patienten (47 Frauen und 4 Männer) zu 100% nachuntersucht werden. Der Nachuntersuchungszeitraum war mit knapp 20 Monaten zum damaligen Zeitpunkt relativ klein. Das durchschnittliche Alter zur Operation lag mit 29,2 Jahren deutlich über den anderen Nachuntersuchungen. Fast 10% der Patienten waren zum Operationszeitpunkt über 40 Jahre alt. Bei 7 % der Trippelosteotomien musste eine intertrochantäre Korrekturosteotomie durchgeführt werden. Bei 80% betrug die Operationszeit weniger als 190 Minuten. Folgende Komplikationen mussten verzeichnet werden:

- 1 Pseudarthrose, (nicht Verheilung des Knochens) mit erforderlicher Revisionsoperation und Reosteosynthese des Schambeins (erneute Verschraubung des Schambeinknochens)
- 2 passagere (zeitlich vorübergehende) Nervus peronäus Paresen (Teillähmung des Fußhebermuskels), die sich innerhalb von 6 Monaten zurückentwickelten, so dass praktisch keine Probleme zum Zeitpunkt der Nachuntersuchung mehr bestanden.
- 1 Oberschenkelvenenthrombose, die durch eine spezifische Thrombosetherapie erfolgreich aufgelöst werden konnte musste verzeichnet werden.
- 1 Wundinfekt (Spätinfekt am Darmbein), der mit gleichzeitiger Materialentfernung beherrscht werden konnte verlief folgenlos, ebenso zwei Serome (sterile Flüssigkeitsansammlung) bei einer Patientin am Darmbein, die operativ eröffnet werden mussten.

Bleibende schwerwiegende Komplikationen mussten nicht verzeichnet werden.

Eine Irritation bzw. Dehnungsläsion des oberflächlichen Oberschenkelaußen-hautnervs (Nervus cutaneus femoris lateralis) lässt sich oft nicht vermeiden, da dieser Nerv über das Operationszugangsgebiet am vorderen Darmbeinkamm ver-läuft und während der Operation durch einen stumpfen Haken zur Seite gehalten werden muss. Diese Irritation bzw. Dehnungsschädigung ist jedoch oft nur pas-sager und führt zu keiner Muskel-oder Bewegungsfunktionsstörung und ist in-nerhalb eines Jahres fast immer reversibel.

Anhand der Röntgenergebnisse konnte gezeigt werden, dass der präoperative CE-Winkel (Maß für die Überdachung der Hüftgelenkspfanne sowie den Hüft-kopf zur Seite) von durchschnittlich 13,1 auf einen postoperativen CE-Winkel von 33,1° verbessert werden konnte. Der präoperative VCA Winkel (Maß für die Überdachung der Hüftgelenkspfanne über den Hüftkopf nach vorne) konnte von durchschnittlich 11° auf einen postoperativen Wert von 32° verbessert werden, wobei nur bei einigen Patienten die vordere Überdachung nach der Operation nochmals genau in einem Spezialröntgenbild geprüft wurde, bei denen auf dem normalen Röntgenbild von vorne, der vordere Pfannenrand nicht genau ersicht-lich und beurteilbar war.

Eine Unterkorrektur des CE Winkels auf unter 25° musste nicht verzeichnet wer-den. Fast alle CE Winkel konnten auf über 30° verbessert werden. Es musste daher keine pathologische Unter- bzw. Überkorrektur der Pfanne verzeichnet werden. Ein sicher krankhafter CE Winkel liegt unter 25° und über 45° vor. Im Grenzbereich zwischen 25 und 30° CE Winkel bzw. 40 und 45° CE Winkel ist es sehr selten, dass Patienten bei einer klassischen Dysplasie mit einer typisch verminderten seitlichen und verminderten vorderen Überdachung, Beschwerden aufweisen und es sollte dann immer auch eine andere Ursache der Beschwerden sorgfältig in Erwägung gezogen werden.

Es gibt auch Kombinationsfehlstellungen, d.h. eine deutlich verminderte seitli-che Überdachung mit gleichzeitiger deutlich vermehrte vorderer (ventraler) Überdachung im Sinne einer Pfannenverdrehstörung (seitliche Hüftdysplasie in Kombination mit einer verminderten Hüftpfannenanteversion (verminderten Hüftpfannenöffnung nach vorne). Auch wirkt sich die Stellung des Schenkelhal-ses und die Form des Hüftkopfes mit auf mögliche Beschwerden im Hüftgelenk aus. Deshalb ist es nicht möglich einen klaren Grenzwert eines einzelnen Win-kels, sei es nach vorne oder zur Seite festzulegen und diesen unter fehlender Be-trachtung der Form und der Stellung des Oberschenkelkopfes als krankhaft zu werten.

Es handelt sich in der Regel um eine sogenannte dreidimensionale Fehlstellung, wobei alle Gelenkparameter und Stellungen von Kopf und Pfanne mitberück-sichtigt und ausgewertet werden müssen. Dieses führt dazu, dass jegliche operative Korrektur solcher Fehlstellung extrem schwierig und komplex sind und somit nur erfahre Operateure diese durchführen sollten. Auch nach mehreren 100 dieser Operationen ist es aufgrund der erheblichen Komplexität nie möglich genau auf einen bestimmten Winkelgradwert die Pfanne oder den Oberschenkel einzustellen.

In der oben beschriebenen Untersuchung zeigten 100 % der Patienten nach Abschluss der Knochenheilung regelrecht stehende Hüftgelenkspfannen und Winkel im Normbereich.

Die operierten Patienten beurteilten ihre Ergebnisse nach der 3-fachen Beckenosteotomie nach Tönnis und Kalchschmidt in 92,2 % mit „sehr gut" und „gut" sowie mit deutlich gebesserten Schmerzen bzw. absoluter Schmerzfreiheit. 3 Patienten beurteilten das Ergebnis mit „befriedigend bis ausreichend" und 1 Patient mit „ungenügend".
97,1 % der Patienten würden die Operation erneut durchführen lassen und 22 % hatten sich bei Hüftdysplasie der Gegenseite im Rahmen der Nachuntersuchung bereits einen zweiten Operationstermin geben lassen.

Zu den zahlreichen, zum Teil auch sehr ergreifenden Einzelfallschilderungen im Internet sollte folgendes bedacht werden:
Viele verschiedene Ursachen können eine Rolle gespielt haben, wenn das vom Patienten erwartete Operationsergebnis nicht eingetreten ist, da 3-fache Beckenosteotomie nicht gleich 3-fache Beckenosteotomie bedeutet. Einige Operateure weichen technisch erheblich von der renommiertesten Technik der 3-fach Beckenosteotomie nach Tönnis und Kalchschmidt ab.
Die aktuell durchgeführte Methode ist das Ergebnis einer über vierzigjährigen Weiterentwicklung mit Erfahrung von über mehreren tausend Operationen und wurden auch in den letzten 10 Jahren insbesondere von Dr. Klaus Kalchschmidt deutlich weiterentwickelt, verbessert und modifiziert. Die in Abb. 31 und 32 dargestellte Fixation der Knochen nach Schwenkung wird nur sehr selten in einigen wenigen Kliniken noch durchgeführt. Es erfolgt die Fixation der Knochen mittlerweile fast nur noch mit langen Schrauben, ohne einen Draht am Schambein.

Verschiedene Ausgangsbedingungen der persönlichen Hüftsituation bei jedem einzelnen Patienten, evt. Operationen, die psychische Verfassung, die körperliche Konstitution, das häusliche Umfeld, Begleiterkrankungen, die korrekte Einhaltung der Nachbehandlungsregeln und viele weitere Begleitumstände haben neben der korrekt ausgeführten Operation einen Einfluss auf das Operationsergebnis. Viele dieser Dinge sind noch nicht genau messbar und daher nicht genau statistisch untersuchbar und erschweren somit die Vorhersagbarkeit ob eine Trippleosteotomie zum Erfolg führen wird.

Auffällig ist, das berichten fast alle deutschsprachigen Operateure, die diese Operation mehr als 10 Jahre in hoher Fallzahl durchführen, dass eine gesunde Psyche und eine positive Lebenseinstellung sich auf das OP-Ergebnis sehr positiv auswirken. Mit einem stabilen familiären und sozialen Umfeld und einer beruflichen Perspektive und Aufgabe der Patients zur OP existieren ebenso Bedingungen, die sich extrem positiv auf die Vorausschaubarkeit für ein sehr gutes Operationsergebnis gezeigt haben. Patienten, die sich eher einschätzen, dass sie eine instabile psychische Situation aufweisen, sich eher als schmerzüberempfindlicher und wehleidiger Typ einschätzen würden und kein stabiles und gutes soziales Umfeld und Lebensperspektive haben, sollten, insbesondere wenn der CE Winkel nicht unter 25° liegt, sich eher nicht einer 3-fach Beckenosteotomie nach Tönnis und Kalchschmidt unterziehen.

Gesicherte wissenschaftliche Untersuchungen mit einer statistischen Signifikanzüberprüfung dieser Einschätzung gibt es zwar noch nicht und sind auch in Zukunft sehr schwer zu erheben, lassen jedoch nach über 25-jähriger Erfahrung mit dieser Operation mehr als tendenzielle Empfehlungen zu.

Evident und unbestritten ist, dass es bei dieser äußerst komplexen Operation sehr auf die Erfahrung des Operateurs ankommt und damit das technische Operationsergebnis erheblich davon abhängt. Eine Nachuntersuchung der Operationsergebnisse aus dem Westfälischen Gelenk- und Endoprothesenzentrum-Klinik für Orthopädie am Evangelischen Krankenhaus Unna zu den Operationsergebnissen von 2010 bis 2020 sind noch nicht statistisch ausgewertet. Insgesamt sind jedoch die Operationsergebnisse dieser Patienten den Ergebnissen aus den Jahren 2003 und 2004 zumindest vergleichbar in der Regel tendenziell noch besser.

9. Morbus Perthes

9.1 Definition

Bei der Perthes-Erkrankung (Morbus = Erkrankung) handelt es sich um eine im Kindesalter auftretende Durchblutungsstörung des Hüftkopfes, deren genaue Ursache nicht richtig bekannt ist. Die Inzidenz (Häufigkeit der Erkrankung pro Jahr) beträgt etwa 1:10.000 Kinder und Jugendliche. Jungen sind etwa 4x häufiger betroffen als Mädchen.

9.2 Historie

Die Erkrankung wurde im Jahr 1910 fast gleichzeitig von den Ärzten Perthes in Deutschland, Calvè in Frankreich und Legg in Amerika beschrieben.

9.3 Ursache der Erkrankung

Da die eigentliche Ursache der Perthes-Erkrankung noch nicht richtig bekannt ist, wird noch immer intensiv an möglichen die Erkrankung auslösenden Bedingungen geforscht. Verschiedene Ursachen werden jedoch diskutiert und viele Studiengruppen weltweit befassen sich mit verschiedenen Theorien. Man diskutiert gewisse genetische Faktoren, d.h. Faktoren die vererbt werden können oder auch mögliche Virusinfekte. Einig ist man sich jedoch, dass der Erkrankung eine Durchblutungsstörung der hüftkopfversorgenden Gefäße zugrunde liegt. Kinder, die an Morbus Perthes erkranken sind häufiger etwas minderwüchsig.

...

Bei Morbus Perthes spricht man auch von einer sogenannten aseptischen (nicht-infektiösen) Knochennekrose (Untergang . Es gibt noch verschiedene Lokalisationen einer aseptischen Knochennekrose am Skelettsystem, z. B. am Kniegelenk oder Sprunggelenk. Die Morbus Perthes-Erkrankung ist jedoch mit Abstand die häufigste im Kindesalter.

9.4 Symptome zu Beginn der Erkrankung

Auffällig ist, dass die meisten Kinder zu Beginn der Erkrankung sehr schnell ermüden und ein hinkendes Gangbild zeigen. Sie klagen neben Schmerzen im Hüftgelenk häufig auch über Schmerzen im Kniegelenk mit Ausstrahlung in den Oberschenkel. Die Einschränkung der Hüftgelenksbeweglichkeit steht oft deutlicher im Vordergrund als die relativ geringe Schmerzsymptomatik. Insbesondere die Drehung des Beines nach innen und die Abspreizung des Hüftgelenkes ist oft eingeschränkt.

9.5 Diagnosestellung

Bei den oben beschriebenen Symptomen sollte ein Röntgenbild der betroffenen Hüfte angefertigt werden. Die Diagnose der Perthes-Erkrankung wird letztlich durch das Röntgenbild gestellt. Auf dem Röntgenbild ist im frühen Stadium eine leichte Abflachung des Hüftkopfes zu erkennen. Die typischen Röntgenveränderungen sind jedoch erst etwa 3 bis 4 Wochen nach Beginn der Erkrankung auszumachen. Konnte mit Hilfe einer Röntgenaufnahme die Erkrankung sicher diagnostiziert werden, so ist im Anfangstadium kein weiteres bildgebendes Verfahren (z.B. Kernspintomogramm) erforderlich.

Anhand der Röntgenaufnahme kann das Ausmaß der Hüftkopfbeteiligung ermittelt werden. Nach dem englischen Orthopäden Catterall wird die Hüftkopfkappe in 4 Sektoren eingeteilt. Je nach Befall der Sektoren (I = diskreter Befall bis IV = kompletter Befall der Hüftkopfkappe) kann das Ausmaß beschrieben werden.

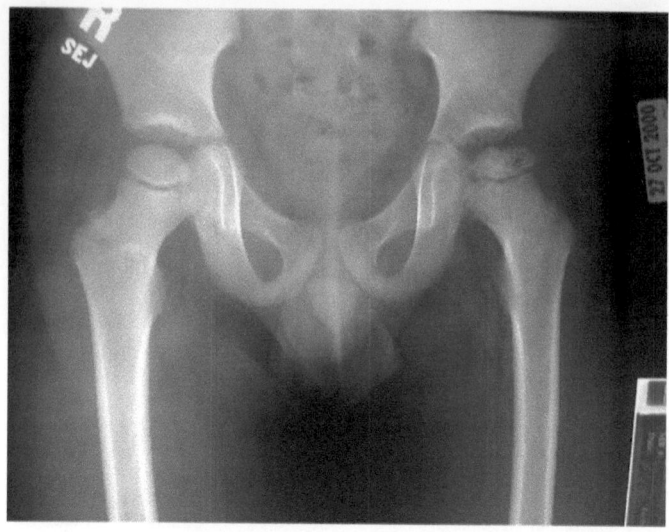

Röntgenbild eines Jungen, 6 Jahre alt mit Perthes Erkrankung links

9.6 Verlauf der Erkrankung

Der Verlauf der Erkrankung ist typischer Weise in 5 Stadien einteilbar.
Initialstadium (Erkrankungsbeginn)
Kondensationsstadium (der Hüftkopf ist im Röntgenbild abgeflacht und wirkt zusammengedrückt)
Fragmentationsstadium (teilweise oder völlige Auflösung des Hüftkopfes mit deutlichen Umbauzonen)
Reparationstadium (Wiederaufbau des Hüftkopfes)
Endstadium (Endzustand des Hüftkopfes mit mehr oder weniger deutlicher pilzförmiger Defektheilung des Hüftkopfes)

Je nach Alter und Beginn der Erkrankung sowie Ausmaß der Hüftkopfbeteiligung erfolgt eine Reparation und Ausheilung mit einem mehr oder weniger starkem Defekt. Überwiegend ist der Hüftkopf im Endstadium abgeflacht und pilzförmig verändert. Der Schenkelhals ist kürzer als auf der Gegenseite und der große Rollhügel steht höher als auf der Gegenseite. Aufgrund der Schenkelhalsverkürzung resultiert aus der Erkrankung eine Beinverkürzung. Ein Hüfthinken besteht oft auch über das Erkrankungsende (manchmal lebenslang) hinaus.

Die Erkrankung dauert im Regelfall vom Initialstadium bis zum Endstadium etwa 3 ½ bis 4 Jahre. Die oben beschrieben 5 Stadien werden praktisch immer, mehr oder weniger stark ausgeprägt, durchlaufen.

9.7 Therapie des Morbus Perthes

Das grundlegende Therapieziel ist, dass während der Erkrankung die Beweglichkeit des Hüftgelenkes erhalten bzw. verbessert werden muss. Hierzu sind tägliche Bewegungsübungen unbedingt erforderlich, die die Eltern zusammen mit dem Kind umsetzen. Die Abspreizfähigkeit der Hüfte zu erhalten ist dabei extrem wichtig. Die Eltern werden von einem Krankengymnasten hierzu angeleitet. Eine Übungsbehandlung ist zunächst oft 2x wöchentlich durch einen Krankengymnasten (Physiotherapeut) erforderlich.

Bei der Behandlung des Morbus Perthes gibt es sehr viele verschiedene Ansätze. Einige Ansätze sind unsinnig oder werden in ihrer Wirksamkeit erheblich bezweifelt. So ist z.B. die Wirksamkeit der langen Entlastung der Hüfte durch lange Bettruhe, orthopädische Entlastungsapparate (Thomas-Schiene, Mainzer-Orthese........) nicht sinnvoll. Lange Immobilisation der Kinder haben sicherlich nachteilige psychische Auswirkungen. Entlastungsapparate (Orthesen) führen zu keiner ausreichenden Entlastung des Hüftgelenkes.

Eine vorübergehende Entlastung und auch kurzfristige Bettruhe kann bei vorliegenden stärkeren Schmerzen sinnvoll sein.

Da der Hüftkopf aufgrund seiner Durchblutungsstörung an Festigkeit verliert und sich somit unter zu starker Belastung noch deutlicher verformen kann als sich durch die Durchblutungs- und Wachstumsstörung sowieso einstellt, ist bei älteren Kindern jenseits des 6. Lebensjahres das Gehen an zwei Unterarmgehstützen zur Belastungsreduktion zu empfehlen. Kindern jenseits des 6. Lebensjahres können meist nach Anleitung an Gehstützen koordiniert laufen lernen und das betroffene Bein entlasten. Dieses ist häufig unter dem 6. Lebensjahr für Kinder noch nicht möglich, da die erforderliche Koordination meist noch nicht umgesetzt werden kann. Da das Laufen an Gehstützen über längere Strecken sehr anstrengend ist, kann die begleitende Verordnung eines Kinderrollstuhls, der für längere Strecken, die das Kind an Gehstützen nicht bewältigen kann, sehr sinnvoll sein. Durch Verwendung eines Rollstuhls können auch weiter entfernte Ziele mit der Familie zusammen zu Fuß erreicht werden und somit die deutlich eingeschränkte Beweglichkeit der gesamten Familie, die durch die Erkrankung des Kindes besteht, einigermaßen kompensiert werden kann.

9.8 Operationen bei M. Perthes

Der Verlauf der Perthes-Erkrankung und die Ausprägung der Hüftkopfbeteiligung sowie die damit verbundene Deformierung ist im Anfangstadium selten vorhersehbar. Der Verlauf kann trotz konsequenter Umsetzung der empfohlenen konservativen Maßnahmen sehr unterschiedlich sein und nicht selten zur deutlichen Einschränkung der Hüftgelenksbeweglichkeit und sekundären Verschlechterung der Hüftstellung führen. Regelmäßige Kontrolluntersuchungen (Beurteilung der Beweglichkeit und auch Röntgen-Kontrolluntersuchungen) sind im Erkrankungsverlauf erforderlich.

Anfänglich sollten die Kontrolluntersuchungen ¼ bis ½-jährlich durchgeführt werden. Sollte sich im Verlauf eine derart ungünstige Fehlstellung des Hüftgelenkes einstellen, dass der Hüftkopf nicht mehr regelrecht und tief in die Hüftpfanne eingestellt ist (Dezentrierung), so können operative Maßnahmen zur Verbesserung der Gelenkstellung erforderlich werden (containment-verbessernde Eingriffe). Solche Eingriffe können sowohl am Hüftpfannendach als auch unmittelbar unterhalb des Oberschenkelhalses erforderlich werden. In etwa 15 bis 20% aller Perthes-Fälle ist ein solcher Eingriff, evtl. auch in Kombination von Pfannen- und Oberschenkeloperation zu empfehlen, um die Gelenkstellung wieder zu zentrieren und somit die optimale Situation für einen bestmöglichen Wiederaufbau des Hüftkopfes zu erzielen. Grundvoraussetzung um mit einer Operation eine Verbesserung erreichen zu können, ist eine gute Hüftgelenksbeweglichkeit. Vor einer erforderlichen Operation wird daher genau geprüft, ob der Hüftkopf sich beispielsweise bei Hüftabspreizung tief in die Hüftgelenkspfanne einstellt. In seltenen Fällen, verbunden mit schlechter Hüftgelenksbeweglichkeit, zeigt sich ein ungünstiges „Türangelphänomen", wobei sich der Hüftkopf nicht tief in die Pfanne einstellt, sondern am äußersten Ende der Pfanne (dem Erker) wie eine

Tür in ihrem Scharnier allein nur um diesen Punkt dreht und nicht tief in die Pfanne hereingleitet.

Sollte eine Operation zur Verbesserung der Hüftgelenkszentrierung erforderlich sein und der Hüftkopf dadurch wieder tief in die Hüftpfanne eingestellt werden, so wird hiermit die Prognose des Morbus Perthes deutlich positiver beeinflusst als der Spontanverlauf erwarten lässt. An operativen Verfahren an der Hüftpfanne sind die Acetabuloplastik (Pfannendachplastik), die Salter-Beckenosteotomie (zur Ausnahme geworden) oder auch im fortgeschrittenen jugendlichen Alter die 3-fach Beckenosteotomie gängige Verfahren. Am körpernahen Oberschenkel werden sogenannte intertrochantäre Korrektur-Operationen durchgeführt, die häufig den Schenkelhalswinkel verkleinern (Varisierung) und es somit ermöglichen, den Hüftkopf tiefer in die Pfanne einzustellen. Oft sind Kombinationen dieser Operationen zur optimalen Einstellung des Hüftgelenkes zu empfehlen.

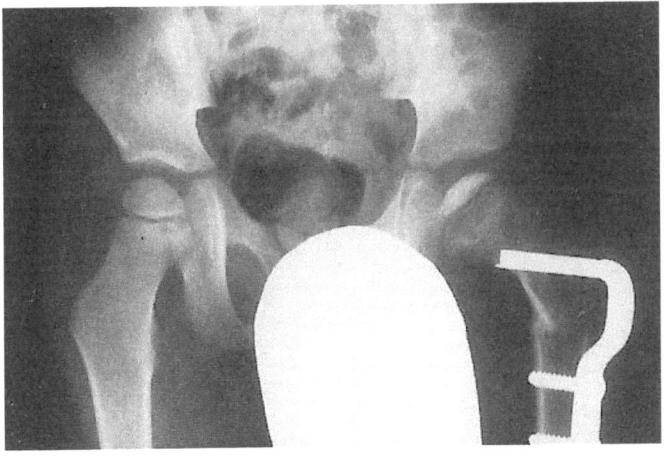

Der Junge mit Perthes Erkrankung links von S. 118 nach intertrochantärer Korrektur-Operationen (Varisierungsosteotomie) mit re-zentriertem Kopf

9.10 Erkankungsprognose

Der Verlauf und somit die Prognose der Erkrankung ist besonders vom Lebensalter bei Erkrankungsbeginn und vom Ausmaß der Hüftkopfbeteiligung abhängig. Eine Erkrankung vor dem 6. Lebensjahr bedeutet eher eine günstigere Prognose, unabhängig von dem Befall des Hüftkopfes. Bei späterem Erkrankungsbeginn ist die Prognose trotz adäquater und konsequenter nicht-operativer und evtl.
operativer Therapie in Bezug auf den Wiederaufbau des Hüftgelenkes und die zu
erwartende Hüftgelenksfunktion deutlich schlechter. Baut sich ein Hüftkopf nur
mit deutlicher Defektsituation und unpassender Form zur Hüftpfanne wieder auf,
so resultiert häufiger und früher ein Verschleiß des Hüftgelenkes. Auch scheinen
die Langszeitergebnisse bei Mädchen, die deutlich seltener von der Perthes-Erkrankung betroffen sind, eher schlechter zu sein als bei Jungen.

Register medizinischer Fachbegriffe

Abduktoren:	Muskeln zum Abspreizen einer Extremität vom Körper weg.
AC-Winkel:	Pfannendachwinkel. Auf einem Röntgenbild auszumessender Winkel zwischen einer gedachten horizontalen Linie zwischen beiden Y-Fugen und einer zweiten Linie zwischen der jeweiligen Y-Fuge und dem Pfannenerker zur röntgenologischen Bestimmung einer Hüftdysplasie
Acetabuloplastik:	Pfannendachplastik zur operativen Behandlung einer schweren Hüftdysplasie im Kindesalter zur Verbesserung der Hüftkopfüberdachung.
Adduktoren:	Muskeln zum Anspreizen einer Extremität an den Körper heran.
AKH:	Arbeitskreis Hüftdysplasie. Zusammenschluß von Orthopäden, die sich schwerpunktmäßig mit der Erforschung und Therapie der Hüftgelenksdysplasie beschäftigen
Antetorsion:	Drehung des Oberschenkelhalses nach vorne
Anteversion:	Öffnung/Neigung nach vorne
Arthrographie:	Röntgenkontrastmitteldarstellung eines Gelenkes durch Injektion einer Röntgenstrahlen-absorbierenden Flüssigkeit in einen Gelenkraum zur Beurteilung desselben.
Caput femoris:	Hüftkopf
Caput-collum-Diaphysenwinkel:	CCD-Winkel, Winkel zwischen Oberschenkelschaft und Oberschenkelhals/Hüftkopf
Cell-Saver:	Gerät zur direkten Aufbereitung des während der Operation aufgefangenen Eigenblutes zur Rücktransfusion Während oder kurze Zeit nach der Operation
Cerebralparese	Geistige-, Bewegungs- und Koordinationsstörung, häufig bedingt durch schwerwiegenden Sauerstoffmangel unter der Geburt.

Chiari-Beckenosteotomie: Operationsverfahren zur Behandlung einer schweren Hüftdysplasie durch Darmbeindurchtrennung und Verschiebung des Darmbeins zur Vergrößerung der Kopfüberdachung.

Chronische Erkrankung: Langsam und schleichend verlaufende Erkrankung.

Computertomographie: abgekürzt CT. Schichtweise Röntgenuntersuchung des Körpers, durch ein um den Körper kreisendes Röntgengerät. Die so erhaltene Information wird durch einen Computer in einzelne Schichtbilder des Körpers umgerechnet.

Corticalis: Harte, Äußere Knochenschicht

Coxa norma: Normaler Schenkelhalswinkel

Coxa valga: Steilstehender Schenkelhalswinkel

Coxa vara: Flacher Schenkelhalswinkel

Coxarthrose: Hüftgelenksverschleiß

Dorsal: Vom Körper aus hinten.

Drainage: Dünnes Kunststoffröhrchen zur Ableitung des Wundwassers (Blut und Gewebeflüssigkeit) nach der Operation nach außen.

Duplex-Sonographie: Ultraschalluntersuchung von Gefäßen, beispielsweise zum Ausschluß einer Thrombose.

Dysplasie-Coxarthrose: Hüftgelenksverschleiß auf dem Boden einer Hüftgelenksdysplasie

Dysplasie: Mangelhafte knöcherne Ausbildung

EKG: Elektrokardiogramm, Darstellung von Herzaktionen.

Endoprothese: Künstlicher Gelenkersatz.

Epiphysiolysis Capitis femoris: Langsam schleichendes oder akut verlaufendes Abrutschen der Hüftkopf-Wachstumsfuge, besonders bei sehr fettleibigen Jungen zwischen dem 10. und 16. Lebensjahr.

Extensions-Repositionsbehandlung: Konservatives Behandlungsverfahren bei Hüftluxationen mit dem Versuch, den Hüftkopf in die Hüftpfanne einzustellen.

Faux-Profilaufnahme: Röntgenaufnahme zur Beurteilung der Hüftkopfüberdachung durch die Hüftgelenkspfanne nach vorne.

Femur:	Oberschenkelschaft
Fettweiß-Hockgips:	Nach einem Aachener Orthopäden benannter Sitz/Hockgips zur konservativen Behandlung einer Hyftdysplasie.
Hämatom:	Bluterguß im Gewebe oder Gelenk.
Hautinzision:	Operative Durchtrennung der Haut mit einem Skalpell.
Heparin:	Medikament mit gerinnungshemmenden Eigenschaften zur Verhütung von Thrombosen und Lungenembolien.
Hüft-Hybrid-Prothese:	Künstlicher Hüftgelenksersatz aus jeweils zementfreiem oder zementiertem Schaft- oder Pfannenanteil bestehende Prothese.
Hüftgelenks-Totalendoprothese:	Hüft-TEP, künstliche, aus zwei Anteilen bestehende Gelenkprothese, die Hüftpfanne und Hüftkopf zementiert, teilzementiert oder zementfrei ersetzt.
Hüftkopfnekrose:	Teilweiser oder auch kompletter Untergang des Hüftkopfes als Folge von regionalen Durchblutungsstörungen unterschiedlicher Ursache.
Hüftluxation:	Hüftverrenkung mit Auskugelung des Hüftkopfes aus der Hüftgelenkspfanne nach oben seitlich
Iliosacralgelenk:	Kreuz-Darmbeingelenk
Indikation:	Entscheidung zu einer medizinischen Maßnahme.
Infusion:	Zufuhr von flüssigen Medikamenten Über eine Vene.
Insuffizienz:	Kraft- oder Leistungsschwäche.
intravenös:	Gabe eines Medikamentes Über eine Vene in den Körper.
Kernspintomographie:	Abgekürzt MRT oder NMR. Untersuchungsverf. ohne gefährliche Strahlenbel., bei dem durch ein elektromagnetisches Feld unterschied. Körpergewebe in Längs- und Querschnitt zur Abb. kommen. Zur Unters. wird der Patient in ein röhrenförmiges
Konservative Beh.	Nicht operative Behandlungsverfahren.

Labrum glenoidale:	Knorpelige Lippe, die manche Gelenke umgibt, um so die Gelenküberdachung zu vergrößern und die ~~Gelenkführung zu optimieren.~~
Lateral:	Außenseitig vom Körper.
Ligament:	Band.
Ligamentum capitis femoris	Bandartige Verbindung zwischen dem Zentrum der Hüftpfanne und dem Hüftkopf, Überwiegend in Mitbegleitung eines Blutgefäßes.
Lungenembolie:	Lebensbedrohliche Komplikation, die sich aus einer Thrombose ergeben kann, wenn das Blutgerinnsel Über den Blutstrom in die Lunge gelangt.
M. glutaeus medius:	Hüftgelenks- und beckenstabilisierender Muskel mit seinem Ursprung an der Außenseite des Darmbeins und seinem Ansatz am großen Rollhügel
Marcumar:	Medikament zur oralen Blutverdünnung (Thromboseprophylaxe). Überprüfung durch den Quick- oder INR-Wert.
Medial:	Innenseitig vom Körper.
Ménard-Shenton-Linie (Gerichtsmediziner, Paris 1872-1929):	Linie, die sich aus dem Unterrand des Oberschenkelhalses und dem Unterrand des Schambeins im Röntgenbild abbilden läßt. Bei der Hüftgelenksluxation ist diese Linie unterbrochen.
Mobilisation:	Bewegung eines Körpers oder Bewegung eines Gelenkes.
Morbus Perthes:	Teilweiser, seltener auch kompletter Untergang des Hüftkopfes, vor allem bei Jungen zwischen dem 3. und 12. Lebensjahr unklarer Ursache.
Münster-Pferdchen:	Laufrad zur Hüftgelenksentlastenden Fortbewegung im Anschluß an Gipsbehandlung nach Hüftgelenkseingriffen für Kleinkinder.
Neugeborenen-Screening:	Vorsorgeuntersuchungen durch den Kinderarzt.
Os coxygium:	Steißbein
Os ilium:	Darmbein
Os ischium:	Sitzbein
Os pubicum:	Schambein
Os sacrum:	Kreuzbein

Osteosynthesematerial:	Metallschrauben, Drähte oder Platten zur Fixation von durchtrennten oder gebrochenen Knochen, die in den Körper eingebracht werden und aus Edelstahl oder Titan bestehen.
Osteotom:	Knochenmeißel.
Peronaelnerv:	Anteil des Ischiasnerven, der Muskeln zur Großziehen- und Fußhebung aktiviert.
Pfannenerker:	Seitliche Begrenzung der Hüftgelenkspfanne
Prämedikation:	Bestimmte Medikamente, die vor einer Operation gegeben werden.
Pseudarthrose:	Falschgelenkbildung. Nichtzusammenheilen von Knochenbrüchen oder von Knochendurchtrennungen (Osteotomien) und bindegewebige Überbauung des Bruch- oder Osteotomiespaltes nach einem Zeitraum von mehr als 6 Monaten.
Quick-Wert:	Gerinnungswert, der vom Arzt zur Überprüfung bei Marcumarbehandlung durch eine Blutuntersuchung kontrolliert wird.
Repositionshindernis:	Die Gelenkpfanne auskleidendes Weichteilgewebe, welche die Einstellung des Gelenkkopfes in die Gelenkpfanne verhindert.
Rest-Dysplasie:	Nach konservativen oder operativen Behandlungsverfahren verbleibende Gelenkfehlstellung.
Retrotorsion:	Krankhafte Verdrehung des Schenkelhalswinkels nach hinten
Retroversion:	...Öffnung/Neigung nach hinten
Rippsteinaufnahme:	Röntgenuntersuchung zur Beurteilung der Drehverhältnisse des Oberschenkelhalses
Röntgenstrahlung:	Nach W.C. Röntgen(1895) benannte elektromagnetische, hochenergetische Strahlung, mit der es möglich ist, Gewebe zu durchdringen und durch unterschiedl. Abschwächung der Strahlen auf einem Röntgenfilm. insbesondere Bilder knöcherner
Salter-Osteotomie:	Operation zur Behandlung einer schweren hüftdysplasie durch Darmbeindurchtrennung und Schwenkung der Hüftpfanne um die Symphyse als Drehpunkt nach vorne.

Schede-Rädchen:	Dreirad zur hüftgelenksentlastenden Fortbewegung im Anschluß an Gipsbehandlung nach Hüftgelenkseingriffen Für Kleinkinder.
Spinal bifida:	Angeborene Entwicklungsstörung des Rückenmarkskanals mit unterschiedlicher Ausprägung und Lähmung der Beine und eventuell auch Blasen-und
Spongiosa:	Schwammartige Knochenbälkchen im Zentrum der Knochen, enthält Knochenmark
Symphysis pubica:	Schambeinfuge
Synovialflüssigkeit:	Aus der Gelenkinnenhaut gebildete Gleit- und Ernährungsflüssigkeit eines Gelenkes.
Thrombose:	Gerinnsel von Blut, welches Venen verschließt und bei Verschleppung des Gerinnsels zu einer Lungenembolie führen kann.
Transfusion:	Zufuhr von Blutprodukten Über eine Vene in den Körper.
Trippel-Osteotomie:	Dreifach-Beckenschwenkosteotomie zur operativen Behandlung der Hüftgelenks-Dysplasie.
Trochanter major:	Großer Rollhügel
Trochanter minor:	Kleiner Rollhügel
Ultraschall:	ungefährliches Untersuchungsverfahren, bei dem Ultraschallwellen durch die Haut und das Körpergewebe dringen und auf einem Bildschirm die Schallreflexe des zu untersuchenden Körpergewebes oder Organsystems darstellen.
Ventral:	Vom Körper aus vorne.
Y-Fuge:	Y-förmige Wachstumsfuge, die die Trennungslinie zwischen den pfannenbildenden Beckenanteilen von Darmbein, Sitzbein und Schambein darstellt.